总主编　高占成

呼吸系统疾病防治小百科

得了呼吸系统疾病怎么办

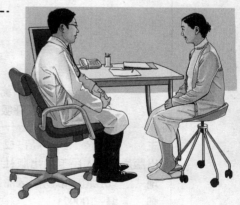

主　编　余　勤　高占成

副主编　岳红梅

编　委（按姓氏笔画排序）

白　雪　冯　涛　刘维英

李　龙　汪小亚　张佳宾

岳红梅　胡建明　雷泽林

濮家源

U0364602

人民卫生出版社

图书在版编目（CIP）数据

得了呼吸系统疾病怎么办 / 余勤，高占成主编.
—北京：人民卫生出版社，2014

（呼吸系统疾病防治小百科 / 高占成主编）

ISBN 978-7-117-19477-8

I. ①得… II. ①余…②高… III. ①呼吸系统疾病 –
防治 IV. ①R56

中国版本图书馆 CIP 数据核字（2014）第 230395 号

人卫社官网	www.pmph.com	出版物查询，在线购书
人卫医学网	www.ipmph.com	医学考试辅导，医学数据库服务，医学教育资源，大众健康资讯

呼吸系统疾病防治小百科
得了呼吸系统疾病怎么办

主　　编：余　勤　高占成
出版发行：人民卫生出版社（中继线 010-59780011）
地　　址：北京市朝阳区潘家园南里 19 号
邮　　编：100021
E - mail： pmph @ pmph.com
购书热线：010-59787592　010-59787584　010-65264830
印　　刷：北京汇林印务有限公司
经　　销：新华书店
开　　本：710×1000　1/16　　印张：13
字　　数：187 千字
版　　次：2015 年 1 月第 1 版　2015 年 1 月第 1 版第 1 次印刷
标准书号：ISBN 978-7-117-19477-8/R · 19478
定　　价：25.00 元

打击盗版举报电话：010-59787491　**E-mail：WQ @ pmph.com**
　（凡属印装质量问题请与本社市场营销中心联系退换）

丛书编委会

主　编　高占成　北京大学人民医院

编　委（按姓氏笔画排序）

王　琪　大连医科大学附属第二医院

王　静　郑州大学第一附属医院

代华平　首都医科大学附属北京朝阳医院

杜　娟　贵阳医学院附属医院

李家树　连云港市第一人民医院

杨敬平　内蒙古医科大学第三附属医院

余　勤　兰州大学第一医院

张　伟　南昌大学第一附属医院

张　波　空军总医院

张　捷　吉林大学第二医院

张　锦　宁夏医科大学总医院

张湘燕　贵州省人民医院

陈愉生　福建省立医院

陈燕文　北京大学人民医院

赵洪文　中国医科大学附属第一医院

胡　克　武汉大学人民医院

胡成平　中南大学湘雅医院

钟小宁　广西医科大学第一附属医院

魏立平　广州医科大学附属第三医院

秘　书　暴　婧　姜　宁

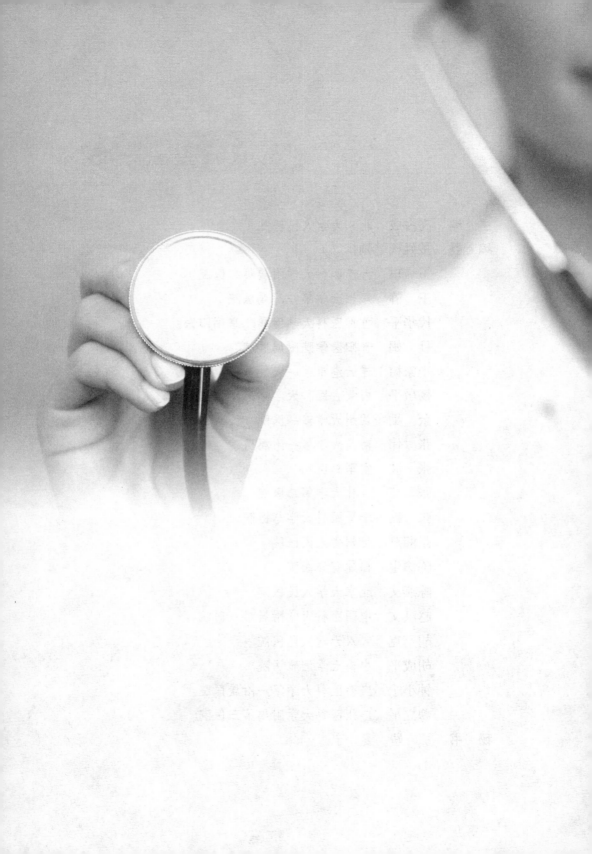

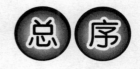

总序

　　一个健康的人几天不吃东西，甚至不喝水，仍然可以维持生命，但是没有一个人能五分钟不呼吸。没有人可以否认呼吸系统对于维持生命的重要意义。

　　我们可以选择吃什么样的食物，喝什么样的水，却无法选择自己呼吸什么样的空气。近年来，随着人们生活环境和习惯的改变，呼吸系统的健康问题日益严重。除了令人们谈虎色变的肺癌的发病率不断攀升以外，慢性阻塞性肺疾病、支气管哮喘、肺心病、肺部弥散性间质纤维化以及肺部感染等疾病的发病率、病死率也有增无减。曾经得到控制的肺结核的发病率近年来也有增高的趋势。此外，还有一些新发的呼吸系统急性传染病，比如传染性非典型肺炎、流感大流行、人感染禽流感和中东呼吸综合征等，也都严重威胁着人们的生命健康。然而，人们对呼吸系统的了解以及对呼吸系统健康的重视程度却远远不够。

　　为此，我们组织国内近二十家医院上百位呼吸科专家，编写了国内首套面向大众系统、全面介绍呼吸系统疾病防治知识的系列丛书——《呼吸系统疾病防治小百科》。丛书共 17 个分册，分别为:《怎样识别呼吸系统疾病》、《得了呼吸系统疾病怎么办》、《环境卫生与呼吸系统疾病》、《上呼吸道感染》、《支气管哮喘》、《慢性阻塞性肺疾病》、《肺结核》、《间质性肺疾病》、《胸廓、胸膜和纵隔疾病》、《肺炎》、《打鼾与睡眠呼吸暂停》、《肺癌》、《呼吸系统症状与全身性疾病》、《支气管扩张》、《呼吸衰竭》、《肺源性心脏病》和《肺栓塞》。

　　丛书汇集了众多临床专家多年的临床经验，针对大众最关心的问题和最需要了解的知识，从不同侧面详细介绍了呼吸系统的基本生理功能、影响呼吸系统健康的因素、常见的呼吸系统疾病症状、呼吸系统疾病常用的检查和治疗方法，以及各种严重危害生命健康的呼吸系统疾病的发病原因、防治措施等。其中，既有大家熟悉的常见呼吸系统疾病，也有一些大家还不太了解，但危害极大、需要引起重视的疾病和症状。

本套丛书凝聚了国内上百位呼吸与危重症医学科临床一线工作人员的智慧，在保证科学性的基础上，从普通百姓的需求出发，采用问答的形式，以尽量通俗的语言讲解防病、治病的科学知识。

希望这套丛书能够帮助广大读者了解呼吸系统，学会如何维护呼吸系统健康，并能够在出现呼吸系统症状时，正确判断，及时就医，配合医护人员接受规范治疗，早日恢复健康。

每种疾病在每个人身上的表现都会有所不同，人们对疾病的认识也在不断进步。尽管每位编写者在丛书的编写中都付出了辛苦的努力，但书中仍然会有诸多不足之处，希望广大读者能够提出宝贵意见，以便在修订和再版时改进。

高占成

2014 年 11 月于北京

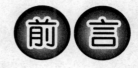

前言

　　呼吸系统疾病是我国的常见病、多发病，主要病变在气管、支气管、肺部及胸腔，一年四季中均可发病，尤以冬春季节为甚。病变轻者多咳嗽、胸痛、呼吸受影响，重者呼吸困难、缺氧，甚至呼吸衰竭而致死，对人民健康危害很大。呼吸系统疾病之所以为常见病，与呼吸系统的解剖部位和生理功能有关。我们通常所说的呼吸系统由鼻、咽、喉、气管、各级支气管及肺泡组成。鼻黏膜分泌液体，使吸入的空气湿润，并可包裹吸入的异物，通过咳嗽或鼻涕排出。鼻腔、鼻咽部及鼻前庭的鼻毛，可阻挡灰尘和外来的异物通过。咽喉部如扁桃体，具有丰富的淋巴组织，对细菌和病毒有防御屏障作用，但也可形成病灶。气管与支气管具有大量的腺体分泌黏液，细支气管有纤毛柱状上皮。纤毛不断向咽部方向摆动，以排除分泌物或异物，因此它具有保持呼吸道清洁、通畅、腺体分泌和免疫等生理功能，如果这些生理功能发生变化，即可引发疾病。因此，了解防治呼吸系统疾病的知识尤为重要，其防治任务十分迫切。随着医学科学的飞速发展，呼吸系统疾病的基础研究和诊疗技术进展很快，人们对许多疾病的认识有了本质的改变，一些疾病的治疗方法有了突飞猛进的发展，使得预后也大为改观，促进了人类健康的维护及生活质量的提高。

　　本书是"呼吸系统疾病防治小百科"丛书的其中一本，以常见的呼吸系统疾病治疗为主要内容，系统全面地介绍了呼吸系统疾病治疗的基本理论、临床各类治疗技术和方法，以及新概念、新方法和新技术。全书贯穿了"新、全、精"的特点，将国内外进展与作者临床经验相结合，涵盖了呼吸系统疾病的药物治疗、介入治疗、机械通气治疗、支气管镜下治疗、气道湿化和吸入治疗、氧气疗法等各种治疗方法，内容全面详尽、通俗易懂、注重实用,新颖性、实用性与先进性较强,您百问,他百答,如同帮您把名医请到家里来,时刻为您的生命健康保驾护航,相信对患者和人民群众均有相当的裨益。

余 勤 高占成
2014 年 11 月

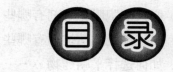

第一部分　药物治疗

第二部分　介入治疗

第三部分　机械通气治疗

第四部分　其他辅助治疗

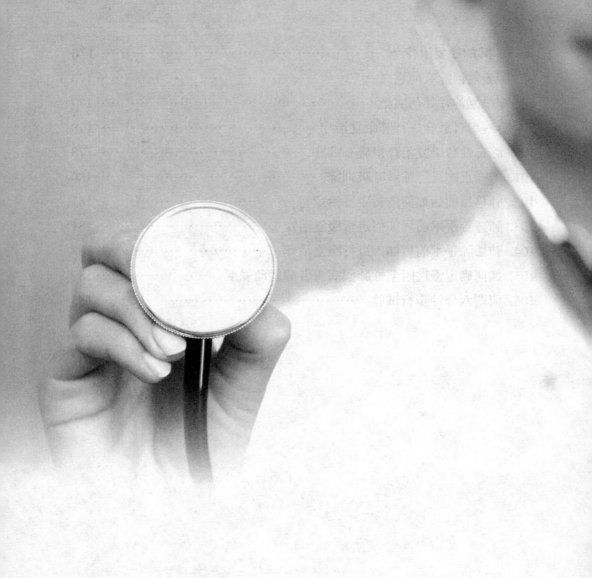

第一部分 药物治疗

一、抗菌药物

1. 抗菌药物包括哪些

抗菌药物是指能杀死或抑制细菌、支原体、衣原体、立克次体、螺旋体、真菌等病原微生物的药物,但治疗结核病、寄生虫病和各种病毒感染的药物以及具有抗菌作用的中药制剂并不包含在内。我们常说的"抗生素"只是抗菌药物的一种。抗菌药物包括抗生素和人工合成抗菌药。其中,抗生素是由微生物合成的可天然存在的抗菌药物,如青霉素最早发现时就是由青霉菌所产生的;而人工合成抗菌药是完全由人工化学合成的,在自然界中并不能找到,如氧氟沙星。

2. 抗菌药物吃多了会发生耐药吗

有时患者会问医生自己吃的抗生素是"高级"的还是"一般"的,高级抗生素吃多了是不是细菌就耐药了,以后再用其他的药就不管用了。在临床应用中,有的抗菌药物抗菌作用比较强,能杀灭的细菌种类比较多,我们称之为"广谱抗生素",这一类药物如果使用时间长,对细菌耐药性的影响比较大;而有的抗菌药物能杀灭的细菌种类较少,我们称之为"窄谱抗生素",这类药物对细菌耐药性的影响比较小。因此,如果感染较轻,或者已经知道是哪种细菌造成的感染,应尽量选择"窄谱抗生素"进行针对性的治疗,防止细菌耐药的发生。

3. 国家对抗菌药物的使用有什么规定

因为抗菌药物使用广泛,而且细菌耐药不断增多,"滥用"抗菌药物的现象比较严重,一些不需要吃抗菌药物的疾病(如病毒性感冒)经常会有使用抗菌药物的情况,一些只需口服抗菌药物就能治好的疾病也经常会有给予静脉注射抗菌药物的情况。因此,国家对抗菌药物的使用做了严格的规定。医院采购抗菌药物的时候种类不能太多。另外,并不是所有的抗菌药物去医院随便找一个医生都能开,一些比较"高级"的抗菌药物需要更高级别的医生才能开出。医生如果违反处方规定开药也会受到相应的处罚。

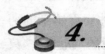

4. 抗菌药物的使用原则是什么

预防感染、治疗轻度或者局部感染时应当首选较"低级"的抗菌药物,而对于严重感染、免疫功能低下,或者病原菌只对"高级"抗菌药物敏感时,才能选择相对"高级"的抗生素。对于刚开始使用广谱抗菌药物的患者,在确定了感染的病原菌及病原菌对药物的敏感性以后,应该根据情况尽快改为窄谱抗菌药物治疗。

5. 什么时候需要联合使用不同的抗菌药物

在下面的一些情况中,使用一种抗菌药物是不够的,需要联合两种或两种以上的抗菌药物:①病原菌尚未查明的严重感染;②单一抗菌药不能有效控制的重症感染,如感染性心内膜炎;③单一抗菌药不能控制的 2 种或 2 种以上病原菌的混合感染;④需长时间治疗,但病原菌易对某些抗菌药产生耐药的感染;⑤联合用药可减少毒性较大的抗菌药的剂量,如两性霉素 B 与氟胞嘧啶联合治疗隐球菌脑膜炎时,前者的剂量可适当减少,从而减少其毒性反应。

联合用药通常采用 2 种具有协同抗菌作用的药物联合,3 种及 3 种以上药物联合仅适用于个别情况。此外应注意,联合用药时药物相互作用和不良反应亦将增多。

6. 可以使用抗菌药物预防感染吗

近年来,抗菌药物用于预防各种感染极为普遍,但应注意,并不是所有患者和所有疾病都需要预防性使用抗菌药物,过度使用会导致细菌耐药的发生和一些平时不容易感染的病原体感染。需要预防用药时必须有足够的证据证实该药对某种感染具有预防作用。

不管是成年人还是儿童,抗菌药物在预防应用时应遵循以下原则:①仅用于预防一种或两种特定病原菌时可能有效;要想防止任何细菌入侵,则往往无效。②预防在一段时间内发生的感染可能有效;长期预防用药常不能达到目的。③患者本身的疾病可以治疗或缓解,预防用药可能有效;本身的疾病不能治愈或缓解,预防用药应尽量不用或少用。④对普通感冒、麻疹、脊髓灰质炎、水痘等病毒引起的疾病伴发热的患者,各种原因引起的昏迷、休克、心力衰竭、长期应用免疫抑制剂等患者,预防用药既缺乏依据,也无效果,并且易导致耐药菌感染,应尽量不用。

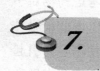

7. 手术前后哪些情况需要预防性使用抗菌药物

在手术前后预防用药的目的是预防手术部位感染,包括切口感染和手术所涉及的器官的感染。应根据手术部位是否有污染或污染可能,决定是否预防应用抗菌药。

下列情况可考虑预防用药:①手术范围大,手术时间长,污染机会增加;②手术涉及重要脏器,一旦发生感染将造成严重后果;③异物置入手术,如放置起搏器;④高龄、免疫功能低下等患者。

抗菌药的选用根据预防目的而定。为预防术后切口感染,应针对切口最常见的金黄色葡萄球菌选用药物,预防器官感染,则需依据手术区域最可能的污染菌种类选用抗菌药。例如,结肠或直肠手术前应选用对大肠杆菌和脆弱拟杆菌有效的抗菌药。选用的抗菌药应为疗效肯定、安全、使用方便以及价格相对较低的品种。

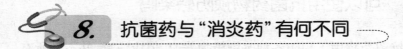

8. 抗菌药与"消炎药"有何不同

在日常生活中,很多人把抗菌药叫做"消炎药",混淆了两者的概念,严格来讲,抗菌药和消炎药是两类不同的药物。抗菌药是指能杀灭或抑制细菌、真菌等微生物并治疗由其引起感染的药物,有些还具有抗肿瘤及其他作用。根据化学结构的不同,目前广泛应用的主要有以下几类:青霉素类、头孢菌素类、氨基糖苷类、大环内酯类、喹诺酮类、碳青霉烯类等。而消炎药指能够消除机体炎症反应的药物,这只是老百姓常用的说法,医学上真正的"消炎药"是指具有抗炎作用的药物,称为抗炎药,包括我们平时吃的退热药,如芬必得、对乙酰氨基酚(扑热息痛)等,还包括各种激素。

9. 器官功能不全患者应如何选择抗菌药物

当患者有其他器官功能不全时,使用抗菌药物应该充分考虑药物对于这些器官的影响。抗菌药物一般是通过肝脏或肾脏进行代谢,因此最容易对肝功能、肾功能造成影响。本来就有肝病的患者应该谨慎使用容易引起肝损害的抗菌药物,本来就有肾功能不全的患者应该谨慎使用有肾毒性的抗菌药物。在使用过程中,应该监测肝、肾功能,出现不良反应时根据情况减药或停药。对于透析的患者,因为有的药物可在透析中清除,在选用抗菌药物时还需要了解药物经血液透析、腹膜透析清除的程度来调整剂量。

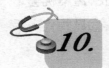

10. 中性粒细胞缺乏伴发热的患者如何选择抗菌药物治疗

中性粒细胞是白细胞的一种,在病原体入侵的时候起着重要的防御作用。中性粒细胞缺乏的患者免疫功能低下,常见于白血病、肿瘤化疗等患者,如果出现发热,需要考虑感染的可能,而且感染可能是一些不常见的病原体导致,选择的抗菌药物要更强一些,否则感染很可能迅速加重。不同患者感染的细菌种类不同,选择的药物也不同,常选择静脉给予较强的广谱抗菌药物,感染风险大的患者需要住院治疗,如果病情严重常需要联合2种或2种以上的抗菌药物。感染风险小的患者选用的抗菌药物可以相对较弱,部分患者可以使用口服药物,如果这些患者在门诊治疗,需要保证进行密切观察和恰当的医疗处理,病情加重的患者最好能在1小时内到达医院。如患者不能耐受口服抗菌药物治疗或不能保证病情变化及时到达医院,应住院治疗。

二、平喘药物

11. 什么是哮喘

支气管哮喘(简称哮喘)是由人体多种细胞(如嗜酸性粒细胞、肥大细胞、T淋巴细胞、中性粒细胞、气道上皮细胞等)和细胞中的成分参与的气道慢性炎症性疾病。在受到某些刺激物刺激时,正常人的反应较轻,而哮喘患者的反应较大,常引起明显的支气管狭窄,呼吸气流受到阻碍,称为气道高反应性。这种气道高反应性与慢性气道炎症相关,可引起反复发作性的喘息、气急、胸闷或咳嗽等症状,常在夜间和(或)清晨发作、加剧。患者的支气管狭窄通常是可逆的,多数患者可自行缓解或经治疗缓解。

12. 有喘息症状一定是哮喘吗

喘息是哮喘患者最常见的症状,常由气道狭窄引起,但并不是有喘息症状即是哮喘,特别是儿童,病毒导致的支气管炎也可能使气道反应性增高,出现喘息症状,但随着疾病好转,喘息随之消失。另外,喘息作为一种症状,还可以出现在其他一些疾病的表现中,如急性左心力衰竭、变应性肉芽肿性血管炎、变应性支气管曲霉菌病等。因此,在出现喘息时,需要寻求医生的帮助来确定是否真的患有哮喘。

13. 目前常用的平喘药有哪几类

平喘药主要用于哮喘、慢性阻塞性肺疾病(慢阻肺)等疾病的治疗。平喘药物根据用途分为迅速缓解症状的药物和长期控制疾病的药物,主要包括 β 肾上腺素受体激动剂、茶碱类药物、M 受体阻断剂、糖皮质激素、肥大细胞膜稳定剂、白三烯受体拮抗剂等。每类药物各有其作用机制。

14. β 受体激动剂有哪些

支气管平滑肌上有一类叫作"β 肾上腺素受体"的成分,在受到激动时可以引起气道扩张,从而缓解气道痉挛,使喘息症状得到缓解。β 受体可分为三种亚型,分别为 β_1、β_2 和 β_3 受体,其中有扩张气道作用的主要为 β_2 受体,如果同时激动 β_1 受体会产生心血管系统的副作用。第一代 β 受体激动剂(包括肾上腺素、异丙肾上腺素、麻黄碱等)对 β_1 和 β_2 受体均有一定兴奋作用,其作用时间短,心血管系统不良反应大,所以已不作为常规的平喘药物。第二代 β 受体激动剂(包括沙丁胺醇、特布他林等)主要选择性激动 β_2 受体,作用效果增强、作用时间延长(可维持 4~6 小时)、心血管不良反应减少,所以临床应用较广泛。第三代 β 受体激动剂具有更高的选择性和更强大的激动作用,药效可维持 12 小时以上,这类药物包括沙美特罗、福莫特罗、丙卡特罗等。可见,不同的 β 受体激动剂起效的时间快慢不同、药效维持的时间长短不同。如果要快速解除哮喘症状,需要用起效快的 β 受体激动剂,而在长期维持用药时需要用药效时间长的 β 受体激动剂。因此,在选用 β 受体激动剂时,需要咨询专业医生的建议。

15. 应用 β₂ 受体激动剂时应注意什么

β₂ 受体激动药在使用过程中有时也会出现一些不良反应。通过吸入途径给药的不良反应最少,包括手震颤、神经紧张、头痛、肌肉痉挛、心跳加快、心律失常、血管扩张和睡眠紊乱等。少数患者出现荨麻疹、水肿、低血压和虚脱。大剂量使用 β₂ 受体激动药可以使血中的钾离子降低,而钾离子在心脏的电活动中非常重要,因此血中钾离子降低会引起或加重心律失常。

甲状腺功能亢进的患者本来心跳就可能比较快,使用 β₂ 受体激动药后心跳可能会更快,因此使用时需要谨慎。本来就有心血管疾病、心律失常的患者使用时也应该注意,避免因为不恰当地使用 β₂ 受体激动药使原有的疾病加重。糖尿病患者也需要注意,因为应用 β₂ 受体激动药可能使糖尿病酮症酸中毒的危险增加,所以要密切监测血糖。在怀孕的时候,如果需要用剂量较大的 β₂ 受体激动药,最好通过吸入途径给药,不然会影响子宫和心脏的功能。

16. M 受体阻断剂有哪些

M 受体也是支气管上的另一类受体成分,与 β 受体在支气管上的作用正好相反,激动 M 受体会引起支气管收缩,因此阻断 M 受体可起到扩张支气管的作用,从而达到平喘的目的。M 受体阻断剂扩张支气管的作用比 β 受体激动剂略弱,药物包括异丙托溴铵、噻托溴铵等。其中,异丙托溴铵的作用可维持 4~6 小时,噻托溴铵的作用长达 24 小时。

17. 哪些情况下不建议使用 M 受体阻断剂

青光眼患者使用 M 受体阻断剂需要谨慎。因为 M 受体阻断后会引起眼内压的升高,而青光眼本身是一种眼内压升高的疾病,使用该药时可能会加重病情。有报道称,雾化吸入异丙托溴铵易发生急性闭角型青光眼,尤其在与沙丁胺醇雾化溶液合用时(亦可能是其他β₂受体激动药)易发生。因此青光眼患者需慎用,特别是与β₂受体激动药合用时。应用时应避免使眼睛接触到本品,如果不慎本品在使用中污染到眼睛,引起眼睛疼痛或不适、视物模糊、结膜充血和角膜水肿并视物有光晕等青光眼的征象,应首先使用缩瞳药并立即就医。

另外,M受体阻断剂会减少膀胱的收缩,影响膀胱的正常功能,从而导致尿潴留的发生。因此,前列腺增生等容易出现尿潴留的患者也应该谨慎应用。

18. 茶碱类药物有哪些

茶碱也是常用的一种平喘药,具有直接扩张支气管的作用,而小剂量茶碱还具有抗炎作用,与吸入糖皮质激素联合使用可以使平喘作用增强。此外,茶碱还有兴奋呼吸中枢、增强呼吸肌收缩力、增强心肌收缩力和利尿的作用。常用药物有氨茶碱、胆茶碱、二羟丙茶碱(又称喘定)等。

19. 如何正确使用茶碱类药物

茶碱是一种常见的治疗哮喘的药物,因其价格相对便宜,在贫困地区使用更为广泛。但茶碱的治疗浓度和中毒浓度相差很小,因此稍微过量应用就会引起相应的不良反应。

茶碱应用过量的时候,患者可出现恶心、呕吐、易激动、失眠等症状;明显中毒时可出现发热、抽搐、心律失常,甚至引起呼吸、心跳停止而危及生命。因此,长期应用茶碱时应该检测血里的茶碱浓度,心力衰竭、肝病、缺氧等患者更容易出现茶碱中毒,一些其他的药物也会影响茶碱在血里的浓度。值得注意的是,偶有患者对茶碱过敏,表现为皮疹、气喘、窒息,甚至过敏性休克。此外,由于茶碱抑制膀胱肌肉的收缩,可引起排尿困难,从而导致尿潴留,故前列腺肥大的男性患者应该谨慎使用。男性茶碱的清除率较女性高,老年人低于成人,中国人明显低于西方人。

20. 糖皮质激素有哪些

糖皮质激素也就是我们平时常说的"激素",它是目前最有效的抗炎平喘药物,可从多个环节阻断气道炎症并降低气道高反应性,药物包括倍氯米松、布地奈德、氟替卡松等。在平喘治疗中,激素一般通过吸入给药,口服糖皮质激素全身不良反应多,在哮喘治疗中仅用于顽固性哮喘;在慢阻肺治疗中也不建议长期口服糖皮质激素。

21. 吸入性糖皮质激素有哪些不良反应

普遍认为,吸入性糖皮质激素较口服或静脉注射糖皮质激素的全身不良反应少,但也有相关报道。

因为正常人的肾上腺每天也分泌糖皮质激素,外源性的激素摄入会扰乱正常的肾上腺功能,长期吸入较大剂量的糖皮质激素有引起肾上腺功能抑制的潜在危险。应用大剂量糖皮质激素的患者应有一张"糖皮质激素记录卡",当在应激状态下(如手术)可能需要补充糖皮质激素治疗。儿童吸入糖皮质激素与发生肾上腺危象和昏迷相关联,故应避免超剂量使用。

因为激素抑制人正常的免疫功能,所以使用激素的患者更容易出现感染。在老年慢性阻塞性肺疾病患者,大剂量的吸入糖皮质激素也与下呼吸道感染有关,包括肺炎。

随着长期吸入较大剂量的糖皮质激素,骨矿物质密度会降低,导致患者骨质疏松。因此,尽量使用能够保证患者的哮喘得到良好控制的最低剂量。在哮喘轻度发作病情得到控制后,通常可以停止吸入糖皮质激素治疗,但在哮喘再次加重或峰流速下降时应恢复使用糖皮质激素。

儿童生长迟缓与口服糖皮质激素治疗相关,但在应用推荐吸入剂量的糖皮质激素时生长受抑现象并不明显;虽然初始的生长速度可能延缓,但并不影响其到达正常成人身高。但是,仍建议对接受长期吸入糖皮质激素治疗的儿童要监测身高,当出现生长缓慢时,要考虑就诊于儿科医生。5 岁以下儿童吸入糖皮质激素时应使用大容积储雾罐装置,对于年龄大一些的儿童和成人同样也适用,特别是当需要较大药物剂量时。储雾罐装置在提高药物气道沉积的同时可减少口咽部的沉积。

有报道称,长时间大剂量吸入糖皮质激素会轻度增加青光眼的危险;也有白内障与吸入糖皮质激素相关的报道。通常,只有大剂量吸入糖皮质激素时才会出现声音嘶哑和口咽部念珠菌感染。过敏反应(包括皮疹和血管性水肿)罕有报道。其他少见的不良反应包括支气管痉挛、焦虑症、抑郁症、睡眠紊乱以及行为方面的改变,如亢奋、易激惹等。

22. 肥大细胞膜稳定剂有哪些

肥大细胞在哮喘的发病中起重要作用。肥大细胞膜稳定剂是一种非激素类的抗炎药物,可阻止肥大细胞释放过敏物质,并可抑制气道高反应性及运动诱发的哮喘。此类药物包括色甘酸钠、酮替芬、曲尼司特等。肥大细胞膜稳定剂治疗哮喘的机制并不完全清楚,同时因为其治疗和预防哮喘的作用并不确切,已不再作为成人轻度哮喘治疗的药物选择。

23. 白三烯受体拮抗剂有哪些

白三烯是哮喘发病过程中的一种重要的炎症介质。白三烯受体拮抗剂与受体结合后,白三烯就不能与受体结合,从而抑制白三烯介导的炎症因子释放、气道平滑肌收缩、嗜酸性粒细胞在气道聚集等,目前已经广泛应用于过敏性鼻炎伴哮喘、运动性哮喘、阿司匹林哮喘等,在部分患者中甚至成为首选的药物。这类药物主要用于哮喘的长期控制,在急性发作的时候不能用于快速地解除症状。此类药物包括扎鲁司特、孟鲁司特。使用这些药物时应注意,可能引起嗜酸性粒细胞增多、皮疹、心肺系统异常或末梢神经异常。

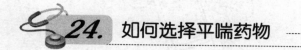

 24. 如何选择平喘药物

平喘药物种类繁多,按照其临床用途可分为两类:

(1)疾病发作期的缓解药物:主要为了快速缓解患者的症状。当哮喘或慢性阻塞性肺疾病急性加重时,首选吸入速效支气管扩张剂,通常5分钟内即起效,可采用储雾罐或雾化器增加吸入的效果。如果没有吸入剂型,可考虑口服速效 β_2 受体激动剂。当上述治疗效果不佳时可静脉使用糖皮质激素和茶碱。

(2)稳定期的控制药物:主要为了达到疾病长期控制的目的。对于稳定期的哮喘患者需要根据疾病严重程度制订以吸入激素为基础的治疗方案;而慢阻肺患者应选择以支气管扩张剂为主的治疗药物,病情严重的患者也应加用吸入激素。

25. 为什么说吸入给药是哮喘患者最佳的给药方式

哮喘的用药包括静脉、口服和吸入三种方式。其中吸入给药是最佳的给药方式,其原因包括:

(1)吸入作用持久且迅速:哮喘是一种慢性气道黏膜炎症,主要表现为呼吸困难(气流阻塞),吸入药物可以直接到达气管、支气管,甚至可达到远端的细支气管,直接迅速发挥抗炎和扩张支气管作用。一些急救药物,如万托林气雾剂等,可在几分钟内发挥作用,在严重呼吸困难、喘息时应用非常重要。

(2)不良反应小:吸入疗法所需药物剂量比口服和注射给药所需要的剂量小很多,而且吸入疗法很少使药物被吸收入血,因此吸入疗法的不良反应比口服和注射给药小得多。例如,长期口服和静脉注射激素可引起"满月脸、水牛背"、骨质疏松、高血压、糖尿病等全身性不良反应,而通过吸入疗法吸入含有激素的药物则很少引起以上不良反应。

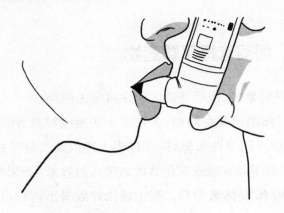

26. 孕期和哺乳期哮喘患者在使用平喘药时应注意什么

对于孕期的哮喘患者,病情的良好控制十分重要;若孕期哮喘病情达到良好控制,对怀孕、生产或者胎儿一般都无重要影响。孕期哮喘的药物治疗尽量选用吸入给药途径,这样使胎儿受影响最小。计划怀孕的哮喘妇女应了解使用药物的重要性,以保持哮喘得到良好控制。

严重的哮喘急性发作可给怀孕带来不良后果,应及时给予常规治疗,包括口服或注射糖皮质激素以及雾化吸入 β_2 受体激动药。激素包括泼尼松、泼尼松龙、地塞米松等多个种类。泼尼松龙进入胎儿体内的量较少,因此选择口服激素时应优先选用泼尼松龙。此外,应立即给予吸氧,防止母亲和胎儿缺氧。

吸入药物、茶碱和泼尼松龙在怀孕及哺乳期均可正常使用。

27. 哮喘的免疫治疗适用于哪些患者

免疫治疗是指使用含有室内尘螨、动物皮屑(猫或狗)或牧草和树木花粉浸液的过敏原疫苗进行治疗,从而减轻患者的哮喘、过敏性鼻炎或结膜炎的症状。对黄蜂和蜜蜂螫刺过敏的患者,采用含有黄蜂和蜜蜂毒液浸液的疫苗治疗可降低严重过敏反应和全身反应的发生风险。需要进行免疫治疗的患者,必须要在专科医院做出准确的诊断、评估和治疗。脱敏疫苗应避免用于妊娠期妇女、5 岁以下儿童、正在服用 β 受体拮抗药(因为一旦发生过敏反应时,对抗过敏反应的肾上腺素可能无效),或 ACEI 类药物(有发生严重过敏反应的风险)的患者。免疫治疗引起的过敏反应(尤其是对于黄蜂和蜜蜂毒液浸液)可危及生命;通常在注射后 1 小时内发生支气管痉挛,30 分钟内出现严重过敏反应。因此,患者在注射后必须观察 1 小时。如果出现过敏反应的表现(如皮疹、荨麻疹、支气管痉挛、衰弱),即使这些症状很轻微,也应该让患者留院观察,直到这些症状都完全消失。

 **什么是 IgE 单抗,它对于治疗哮喘有什么作用**

　　IgE 是免疫球蛋白的一种,与过敏反应和哮喘有密切的关系。IgE 单抗能够减少血中 IgE 的水平,达到控制哮喘的目的。目前,市场上存在的 IgE 单抗叫作奥马珠单抗,为抗免疫球蛋白 E(IgE)的重组人源化(嵌合)单克隆抗体,主要用于血中 IgE 升高、吸入激素疗效不佳的严重哮喘患者,尤其是采用糖皮质激素吸入疗法不能控制症状的中重度、持续性哮喘患者。有的研究认为,该药可以减轻哮喘的症状,减少急性加重发生的风险,以及减少激素的用量。但该药使用的经验还不足,还需要更多的研究来确定其远期疗效和安全性。

三、止咳祛痰药物

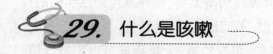 **什么是咳嗽**

　　咳嗽是人体的一种保护性防御反射。当呼吸道或其他有关器官的"感

受器"感受到刺激(如炎症、异物)时,信号经传入神经传递至延髓,那里有负责咳嗽的"司令部"咳嗽中枢,再经传出神经指挥外周的"执行者",也被称为效应器(如吸气肌、咽肌等),从而引起咳嗽,以排出呼吸道分泌物或异物,保持呼吸道的清洁和通畅。

30. 咳嗽的分类有哪些

咳嗽通常按时间分为3类:急性咳嗽、亚急性咳嗽和慢性咳嗽。急性咳嗽时间 < 3 周,亚急性咳嗽 3 ~ 8 周,慢性咳嗽 ≥ 8 周。

按照咳嗽性质可分为干咳与湿咳,前者无痰而后者有痰。

31. 咳嗽有哪些不良影响

偶尔的咳嗽对身体不仅无害而且还具有保护作用,不需药物治疗。但剧烈咳嗽或过于频繁的咳嗽则是一种病症,常会引起患者不适及痛苦,影响生活、工作和睡眠,甚至还可能引起胸痛、气胸、肋骨骨折、遗尿、晕厥等并发症,故此时应选用止咳祛痰药以减轻咳嗽或使咳痰顺畅。

32. 什么是咳痰

痰是气管和支气管内的分泌物或肺泡渗出液,在正常状态下,具有对呼吸道的湿润及保护作用。通过咳嗽将痰排出体外的过程叫作咳痰。在疾病状态下,当咽喉、气管、支气管和肺因各种因素,如生物、物理、化学、过敏使黏膜或肺泡充血、水肿,毛细血管通透性增高和腺体杯状细胞分泌增加,漏出物、渗出物及黏液浆液、吸入的尘埃及组织坏死产物一起混合成痰。这时候痰液中常含有大量细菌等致病微生物,是许多传染性疾病的传染源。因此,要养成良好的卫生习惯,不随地吐痰。

痰液增多可以刺激气管、支气管,引起咳嗽;大量痰液可以阻塞气道,引起肺通气功能障碍,甚至引起呼吸衰竭及窒息。

33. 长期慢性咳嗽都是气管炎吗

不少长期咳嗽的患者都被诊断为"气管炎"或"支气管炎",其实能够引起长期咳嗽的疾病很多,包括肺炎、结核、肺癌、支气管哮喘、鼻后滴流综合征、嗜酸细胞性支气管炎等,还有一些非呼吸系统疾病也可以引起长期的咳嗽,如胃食管反流病或心理因素引起的咳嗽等。因此,在出现长期咳嗽时,千万不能认为只是吃止咳药就行,一定要去医院就诊,排除其他原因引起咳嗽,避免耽误病情。

34. 止咳药有哪几类

止咳药能抑制咳嗽反射,按其作用部位分为中枢性止咳药、末梢性止咳药和兼性止咳药。能直接抑制延髓咳嗽中枢者称中枢性止咳药,如可待因、右美沙芬等;能抑制咳嗽反射中的中枢以外的其他环节,如感受器、传入神经、传出神经或效应器而达到镇咳目的者称末梢性止咳药,也叫外周性止咳药,如甘草流浸膏、那可丁等;兼有中枢性和末梢性两种作用的称为兼性止咳药,如苯丙哌林等。

注意:并不是所有的咳嗽都需要使用强力的止咳药物,因为咳嗽也是气道受到刺激后的正常保护反应,痰多的患者如果单纯使用止咳药可能会影响痰液的排出。

35. 可待因适用于哪些咳嗽,使用时应注意什么

可待因是阿片类中枢性镇咳药,是受国家管制的麻醉药品,适用于较剧烈的频繁干咳,如痰液量较多宜合用祛痰药。可待因可透过胎盘使婴儿成瘾,也可以从乳汁中被婴儿摄取,因此孕妇或哺乳期的妇女需要谨慎使用。

36. 除可待因外还有哪些中枢性镇咳药

可待因属于麻醉药品,服用过多可能造成成瘾,因此患者在平时应用时都希望有一些成瘾性低或者无成瘾性的中枢性镇咳药物。福尔可定的作用与可待因相似,但成瘾性较低。喷托维林(咳必清)属于中枢性镇咳药,作用强度为可待因的1/3,没有成瘾性。右美沙芬广泛应用于感冒、咽喉炎以及其他上呼吸道感染引起的咳嗽,药店里各种各样的感冒药上都写有"美敏伪麻片"的字样,上面的"美"指的就是右美沙芬,它的作用与可待因相似,但无镇痛和催眠作用,没有抑制呼吸的作用,亦无成瘾性。复方甘草片和复方甘草合剂里也都有中枢性镇咳药的成分。

37. 如何根据咳嗽的不同性质选择止咳药

(1)轻度干咳、痰量很少的患者,可选用复方甘草合剂等止咳糖浆类药物,口服后药物覆盖在咽喉黏膜上,可减轻炎症对黏膜的刺激,缓解咳嗽。

(2)剧烈干咳,咳嗽频繁,夜间加重,甚至影响睡眠的患者,可选用中枢镇咳药,如可待因、枸橼酸喷托维林(咳必清)及右美沙芬片等。

(3)咳嗽伴痰液黏稠,且痰量较多者,主要以促进痰液排出为主,可选用祛痰止咳药,如复方桔梗片、甘草合剂、溴己新(必嗽平)和氨溴索等。

38. 如何根据不同患者的特点选择止咳药

(1)根据生理特征用药:怀孕和哺乳的患者使用止咳药时需要谨慎。怀孕3个月内妇女不能使用右美沙芬。可待因可透过胎盘,使胎儿成瘾,新生儿出生后会引起戒断症状,因此妊娠期应慎用。可待因也可自乳汁排出,哺乳期妇女也应慎用。

（2）根据伴随疾病用药：用药时也需要注意对患者已有的疾病有无影响。例如,喷托维林有微弱的阿托品样作用,青光眼患者应慎用。可待因易引起尿潴留,前列腺肥大患者应慎用。

（3）根据职业用药：氯苯那敏容易引起嗜睡,因此,机动车驾驶员及机械操作者等需要保持清醒的职业工作者应避免使用含有氯苯那敏的复方止咳祛痰药,否则容易出现事故。

（4）根据伴随药物用药：止咳药也可能对患者同时使用的其他药物造成影响。例如,选用止咳祛痰药氯化铵可使氯磺丙脲的降糖作用明显增强,而引起低血糖,应避免联合用药或将氯磺丙脲减量。

39. 高血压患者在服用血管紧张素转换酶抑制剂后为什么会出现咳嗽

血管紧张素转换酶抑制剂（ACEI）是常用的降压药物,高血压患者服用 ACEI 类药物后可能引起药物性咳嗽,典型表现为干咳,常发生于服用 ACEI 类药物数小时或数周后。ACEI 类药物抑制血管紧张素转换酶（ACE）,会使 ACE 代谢产生的物质在气管、支气管组织中堆积。这些物质包括缓激肽、速激肽和 P 物质等,可通过促炎机制使咳嗽反射敏感性增加,从而引起咳嗽。因此,对慢性咳嗽患者,应注意患者是否在服用 ACEI 类药物。对 ACEI 类药物引起的咳嗽,最根本的治疗方法是停用这一类药物。

40. 高血压患者选择止咳药时需要注意什么

患有高血压等心血管系统疾病的老年患者,应慎用含有麻黄碱、伪麻黄碱的止咳祛痰药,如联邦止咳露等。麻黄碱有类似交感神经的作用,能使鼻黏膜血管收缩,减轻鼻黏膜充血,故能迅速解除鼻炎或感冒时的鼻塞等症状,但同时也能收缩血管、升高血压,使高血压患者发生危险,特别是冬春季老年人常患咳嗽、感冒,而止咳祛痰药中有多种药物可使血压升高,发生危险的机会更大。

另外,高血压患者还需要注意避免长期过量应用复方甘草合剂,因该药中含有阿片,阿片成瘾性极强,故其用法用量中规定使用期限为5~7天,过量服用易于成瘾,这会给患者带来极大危害。甘草还有"类激素样"作用,长期、大剂量应用,可引起体内水和钠不能正常排出、血中钾离子降低、升高血压和血糖、心脏损害等副作用。部分高血压患者使用利尿剂来降压,当甘草和利尿剂合用时,更容易引起血中钾离子降低,且可诱发胃黏膜损害、胃出血等。甘草副作用中的"升高血压",对患有高血压的老年人更是雪上加霜,易导致中风。

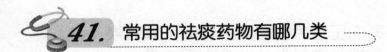

41. 常用的祛痰药物有哪几类

祛痰药主要通过稀释痰液、溶解痰中的黏性成分或促进痰液排出,使之易于咳出。按其作用机制可将祛痰药分为以下5类:

(1)恶心祛痰药:如氯化铵、碘化钾、愈创甘油醚、桔梗、远志等,口服后刺激胃黏膜,引起轻微的恶心,反射性地促进呼吸道腺体分泌稀薄液体,使痰液稀释,易于咳出。

(2)刺激性祛痰药:是一些挥发性物质,如吸入桉叶油、安息香酊等,其蒸气刺激呼吸道黏膜,增加腺体分泌,使痰液变稀,易于咳出,主要用于痰液黏稠的患者。

(3)黏液溶解剂:如乙酰半胱氨酸,可分解痰液的黏性成分,使痰液稀化、黏滞性降低而易于咳出。

(4)黏液调节剂:主要作用于气管、支气管上皮的腺体细胞,促使其分泌黏性低的分泌物,使呼吸道分泌物的流变性恢复正常,痰液由黏变稀,易于咳出,如溴己新(必嗽平)、羧甲司坦(强利痰灵片)、盐酸氨溴索(沐舒坦)以及桃金娘油(稀化黏素)。

(5)黏液促排剂:促进支气管黏膜上皮的黏液纤毛运转,促使分泌物排出体外,如盐酸氨溴索和桃金娘油。

四、抗结核药物

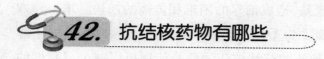

42. 抗结核药物有哪些

肺结核是严重影响人们健康的一类呼吸道传染病。抗结核药物主要分为五大类：

第 1 类：一线抗结核药，是抗结核治疗中首选和最主要使用的药物，包括异烟肼（H）、利福平（R）、利福喷汀（L）、吡嗪酰胺（Z）及乙胺丁醇（E）。

第 2 类：注射剂，包括链霉素、卡那霉素（K）、阿米卡星（A）及卷曲霉素（C）。

第 3 类：氟喹诺酮类，包括环丙沙星（C）、氧氟沙星（O）、左氧氟沙星（V）、莫西沙星（MO）及加替沙星（G）。

第 4 类：口服抑菌药，包括乙硫异烟胺（Eth）、丙硫异烟胺（Pth）、对氨基水杨酸钠（P）及环丝氨酸（Cs）。

第 5 类：疗效不肯定药物，包括氨苄西林克拉维酸复合制剂、氯法齐明、克拉霉素及利奈唑胺。

43. 抗结核药物具有什么样的疗效

抗结核药物的主要治疗作用包括以下几个方面：

（1）早期杀菌活性：抗结核药物能够在 48 小时以内杀死病灶内大量繁殖的结核杆菌，快速降低痰液中结核菌数量，从而减轻结核杆菌对人体组织的损害，降低传染性。其中，异烟肼早期杀菌活性最强，其次为利福平、链霉素。

（2）灭菌活性：结核杆菌除了在病灶中能快速繁殖这部分以外，还有部分处于不活跃的状态。因此，抗结核药物除了杀死快速繁殖的病菌以外，还需要彻底杀灭这些不活跃的细菌,称为灭菌活性。在一线药物中,吡嗪酰胺、利福平灭菌活性最强。

(3)预防耐药性:研究证明,大量敏感结核菌群中同时常存有少量的基因突变的耐药菌,在单一药物治疗过程中,敏感菌群被杀灭,而耐药菌株就成为优势菌群大量繁殖,造成治疗的困难和传播的加快。单一异烟肼治疗发生耐药菌株的概率为 1/106,利福平为 1/108,链霉素、乙胺丁醇均为 1/103。因此,不同种类的抗结核药物联合使用可以减少耐药性的产生。其中,异烟肼、利福平联合应用预防产生耐药性的作用最强,其次为乙胺丁醇。

然而结核患者的体内还有一类处于休眠状态的结核菌,平时并不繁殖,任何的抗结核药物对其也无效,在人体免疫力低下的时候可能会使结核死灰复燃。

44. 抗结核药物的使用原则是什么

结核杆菌是一种"顽强"的致病菌,以富含脂质的细胞壁为其天然屏障,侵入人体后具有持久性、潜伏性、冬眠性及突变性等特点,使结核病在临床上成为一种慢性迁延的疾病,需较长程的联合治疗,当前已被公认的短程化疗也需 6 个月,否则易复发,甚至发展为耐药结核病、耐多药结核病(MDR-TB),乃至严重耐多药结核病(XDR-TB),成为难治结核病。

因此,结核病的治疗必须遵循"早期、联合、规律、全程、适量"的原则。"早期"是指尽早开始抗结核治疗,能够最大限度地减少结核菌对人体的伤害并限制其传播。"联合"是指多种药物联合使用可以杀灭活跃、不活跃、细胞内、细胞外等不同状态的结核菌,提高治疗的效果,同时能预防耐药。"规律"是指严格按照服药的要求进行治疗,不漏服,不擅自停药,以达到最大的疗效并预防耐药。"全程"是指保证完成规定的服药疗程,以提高治愈率,减少复发。"适量"是指要严格按照药物的剂量进行服药,如果剂量过低达不到治疗的效果且容易产生耐药,剂量过高可能产生不良反应。这五条原则是保证抗结核药物疗效的关键。

45. 痰化验结核菌阳性的初治肺结核患者应该怎样治疗

痰化验结核菌阳性包括痰涂片在显微镜下找到结核菌或痰培养出结核菌。此种情况为活动性肺结核,具有很强的传染性,患者需要进行抗结核治疗。初治肺结核患者是指既往从未治疗或规律治疗时间少于 1 个月的患者,治疗方案首选 2HRZE/4HRE。即采用半年疗程,前 2 个月用异烟肼、利福平、吡嗪酰胺和乙胺丁醇,后 4 个月用异烟肼、利福平和乙胺丁醇。

另外,也有一些次选方案:① 2HL2ZE/4HL2E,即采用半年疗程,前 2 个月用异烟肼、利福喷丁、吡嗪酰胺和乙胺丁醇,后 4 个月用异烟肼、利福喷丁和乙胺丁醇;② 2HRZE/4H3R3E3,即采用半年疗程,前 2 个月用异烟肼、利福平、吡嗪酰胺和乙胺丁醇,后 4 个月用异烟肼、利福平和乙胺丁醇,且可一周服用 3 次;③ 9HRE,采用 9 个月疗程,使用异烟肼、利福平和乙胺丁醇。

46. 痰化验结核菌阴性的初治肺结核患者应该怎样治疗

对于结核病情活动、但痰涂片和培养结果均为阴性的初治结核患者,首选的抗结核方案为 2HRZE/4HR。即采用半年疗程,前 2 个月用异烟肼、利福平、吡嗪酰胺和乙胺丁醇,后 4 个月用异烟肼和利福平。

其他次选方案包括:① 2HRZ/4HR,即采用半年疗程,前 2 个月用异烟肼、利福平和吡嗪酰胺,后 4 个月用异烟肼和利福平;② 2H3R3Z3/4H3R3,即采用半年疗程,前 2 个月用异烟肼、利福平和吡嗪酰胺,后 4 个月用异烟肼和利福平,前后均可一周服用 3 次。

47. 复治肺结核应该采用什么治疗方案

复治肺结核首选方案为 2HRZES/6HRE,即采用 8 个月的疗程,前 2 个月采用异烟肼、利福平、吡嗪酰胺、乙胺丁醇和链霉素,后 6 个月采用异烟肼、利福平和乙胺丁醇。另外也有一些次选方案:① 2H3R3Z3E3S3/5H3R3E3,即采用 7 个月疗程,前 2 个月采用异烟肼、利福平、吡嗪酰胺、乙胺丁醇和链霉素,后 5 个月采用异烟肼、利福平和乙胺丁醇,前后均使用一周 3 次疗法;② 2HRZES/5HRE,即采用 7 个月疗程,前 2 个月采用异烟肼、利福平、吡嗪酰胺、乙胺丁醇和链霉素,后 5 个月采用异烟肼、利福平和乙胺丁醇,前后均使用每天用药疗法。

48. 反复发生的复治肺结核应该采用什么治疗方案

如果患者肺结核总是在复发,需要考虑结核菌可能对部分抗结核药物耐药。首选方案为 2HRZES/6HRE,即采用 8 个月疗程,前 2 个月用异烟肼、利福平、乙胺丁醇、吡嗪酰胺和链霉素,后 6 个月用异烟肼、利福平和乙胺丁醇。次选方案需要根据药物敏感试验结果及既往用药史,选用含 3 ~ 4 种对当前感染的结核菌敏感的药物治疗方案(包括阿米卡星、喹诺酮类等)。

49. 耐多药肺结核的治疗方案有哪些

耐多药结核是指至少对异烟肼和利福平耐药,耐多药肺结核的治疗比较复杂,需行药物敏感试验指导用药。不同的情况需采取不同的方案:

(1)致病菌耐异烟肼和利福平:首选 24 个月疗程,前 6 个月强化期采用吡嗪酰胺、乙胺丁醇、链霉素、左氧氟沙星和丙硫异烟胺(或对氨基水杨酸钠),后 18 个月继续期采用吡嗪酰胺、乙胺丁醇、链霉素和丙硫异烟胺(或对氨基水杨酸钠)。

(2)致病菌耐异烟肼、利福平和链霉素:首选 24 个月疗程,前 6 个月强化期采用吡嗪酰胺、乙胺丁醇、阿米卡星(或环丙沙星)、左氧氟沙星和丙硫异烟胺(或对氨基水杨酸钠),后 18 个月继续期采用吡嗪酰胺、乙胺丁醇、左氧氟沙星和丙硫异烟胺(或对氨基水杨酸钠)。

(3)致病菌耐异烟肼、利福平和乙胺丁醇:首选 24 个月疗程,前 6 个月强化期采用吡嗪酰胺、环丝氨酸、链霉素、左氧氟沙星和丙硫异烟胺(或对氨基水杨酸钠),后 18 个月继续期采用环丝氨酸、丙硫异烟胺(或对氨基水杨酸钠)。

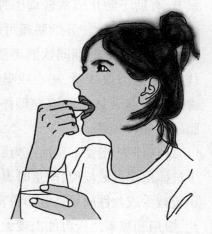

(4)致病菌耐异烟肼、利福平、乙胺丁醇和链霉素:首选 24 个月疗程,前 6 个月强化期采用吡嗪酰胺、环丝氨酸(或对氨基水杨酸钠)、阿米卡星(或环丙沙星)、左氧氟沙星和丙硫异烟胺,后 18 个月继续期采用吡嗪酰胺、环丝氨酸、左氧氟沙星、丙硫异烟胺和对氨基水杨酸钠。

50. 结核性胸膜炎、结核性腹膜炎、结核性心包炎应该采用何种治疗方案

结核性胸膜炎、结核性腹膜炎、结核性心包炎可以引起胸膜腔、腹膜腔和心包腔的积液。其治疗采用 12 个月疗程,首选方案为前 2 个月强化期采用异烟肼、利福平、吡嗪酰胺和乙胺丁醇或链霉素四联用药,后 10 个月采用异烟肼、利福平和乙胺丁醇三联用药。同时,应积极抽出积液,高热、胸腔积液增长迅速、难以控制者可并用糖皮质激素。中、大量心包积液时应穿刺排液,并用糖皮质激素减少心包粘连、增厚。

51. 抗结核药物有哪些不良反应

不同的抗结核药物不良反应有所不同,在用药时需要关注,如果出现严重的不良反应需要停药。

异烟肼的主要不良反应为周围神经炎及肝脏毒性。异烟肼在大剂量使用时可使人体内的维生素 B_6 大量随尿排出，导致维生素 B_6 缺乏，可引起抽搐；也可引起周围神经炎，出现周围神经炎的患者表现为步态不稳、麻木针刺感、烧灼感或手脚疼痛。在服用异烟肼的同时口服维生素 B_6 有助于防止或减轻周围神经炎及维生素 B_6 缺乏的症状，但也可影响异烟肼的疗效。异烟肼还可以引起肝脏损害，这与异烟肼的代谢产物乙酰肼有关，服药期间饮酒可使肝损害增加。肝毒性反应表现为食欲不佳、异常乏力或软弱、恶心或呕吐及深色尿、眼或皮肤黄染。一旦出现肝毒性的症状及体征时应立即停药，用药时应定期检查肝功能，包括血清胆红素和转氨酶。

利福平的主要不良反应为肝脏毒性和胃肠道反应，也可能因在血中产生抗体出现过敏反应，严重时表现为血压下降或休克、急性溶血性贫血、血小板减少或急性间质性肾小管肾炎。利福平及其代谢产物均为橘红色，因此，服用利福平之后可能出现大小便、眼泪、唾液变为红色，不用特别担心。利福平有致畸作用，因此在怀孕前 3 个月内禁用。

吡嗪酰胺的主要不良反应为肝脏毒性、胃肠道反应及血尿酸升高。吡嗪酰胺引起的血尿酸升高会导致急性痛风发作，需要定期测定尿酸。另外，使用吡嗪酰胺时可影响尿酮和转氨酶的化验测定，对诊断疾病造成干扰。

乙胺丁醇的主要不良反应为视力损害和视野缩小，因此在治疗期间应定期进行眼科检查，包括视野、视力、红绿鉴别力等。乙胺丁醇还可使血清尿酸浓度增高，引起痛风发作。

五、抗 癌 药 物

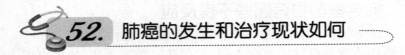

52. 肺癌的发生和治疗现状如何

肺癌是严重威胁人类健康的重大疾病，发病率和死亡率都在不断攀升。目前,肺癌已成为世界上死亡发生率第1位的恶性肿瘤。根据世界卫生组织(WHO)估计,到2025年我国每年新增的肺癌病死例数将超过100万,到2030年全球每年将有1000万人死于肺癌。肺癌是预后最差的恶性肿瘤之一,虽经几十年的努力,投入大量的人力、物力到肺癌的诊治工作,但美国肺癌患者的总体5年生存率仅为15%,我国则更低。手术、放疗和化疗仍然是现阶段治疗肺癌的主要手段。

53. 肺癌可分为哪几类

肺癌是最常见的肺原发性恶性肿瘤,绝大多数起源于支气管黏膜上皮,分为非小细胞肺癌和小细胞肺癌。患者的治疗和预后在很大程度上取决于治疗前期对于癌症的分期和细胞类型的判断。

54. 怎么看肺癌是否发展到晚期了

CT、核磁扫描、骨髓活检、纵隔镜和血液学检查等辅助手段均可用于癌症的分期。发生了远处转移的肺癌一般称为晚期肺癌,如肺癌转移到脑、骨、肝脏、肾上腺等其他组织器官。小细胞肺癌与非小细胞肺癌在具体分期时也有所不同。早期肺癌主要依靠手术,有时需要辅以化疗和放疗,晚期肺癌一般不选择手术,主要依靠化疗和放疗。

55. 非小细胞肺癌如何分期

非小细胞肺癌TNM分期系统普遍用于描述非小细胞肺癌(NSCLC)生长和扩散,可以分出早期、晚期的肺癌,根据分期不同可以给予不同的治疗方案。在此种分期中,融合了相关的肿瘤以及附近淋巴结和远处器官转移。T代表肿瘤,T分期依据肺癌的大小,在肺内的扩散和位置,扩散到邻近组织的程度。N代表淋巴结扩散,N分期取决于癌症侵犯了附近的哪些淋巴结。M表示转移或扩散到远处器官,M分期取决于癌症是否转移到远处组织或者器官。根据 T、N、M 的不同分为 ⅠA、ⅠB、ⅡA、ⅡB、ⅢA、ⅢB、Ⅳ期，分期越高肺癌预后越差，患者平均存活时间越短。

56. 小细胞肺癌如何分期

小细胞肺癌分为"局限期"和"广泛期"（也称扩散期）两种。局限期是癌症仅限于半侧的胸腔及同侧淋巴结。如果癌症扩散到另一侧胸腔或对侧胸部的淋巴结甚至远处器官，有恶性胸腔积液，则被界定为广泛期。治疗原则为：局限期先给予化疗，能手术者再行手术切除，术后行化疗和（或）放疗；广泛期先行化疗，病变局限后再做区域性放疗，脑转移患者进行脑照射。小细胞肺癌（SCLC）局限期患者的治疗有效率可达 80%~90%，完全缓解率（CR）50%~60%，中位生存期 12~14 个月；广泛期患者的治疗有效率为 70%~80%，CR 15%~30%，中位生存期 7~10 个月。

57. 肺癌化疗的基本理论有哪些

尽管基于多年的分子学研究结果而诞生的分子靶向治疗把肺癌治疗模式提高到了一个崭新的高度，但肺癌的防治效果仍然达不到根本的改观。基于已知分子生物标志物状况下，采取合理、规范化的综合治疗策略则可以延长患者的生存期，这不仅是目前肺癌治疗亟须突破的瓶颈和研究热点，也必将是未来发展的方向。在现有的治疗手段和循证医学依据下，要延长肺癌患者生存时间、提高患者生活质量，需要对每个肺癌患者制订个体化的治疗方案。

58. 肺癌的全身治疗与局部治疗方法有哪些

所谓全身治疗方法即化疗和靶向治疗；局部治疗方法则有手术和放疗。全身和局部治疗的顺序或者是全身联合局部治疗，针对不同患者都应有所不同。制订治疗方案时，应综合考虑全身和局部治疗的最佳联合，以达到疗效最优化。目前认为,非小细胞肺癌(NSCLC)ⅠA 期术后无须辅助化疗;ⅠB～ⅢA 期患者观察到使用含顺铂的辅助化疗可使死亡风险下降,因此对于Ⅱ～Ⅲ期完全切除术后、体力状态良好的 NSCLC 患者推荐使用含顺铂的辅助化疗,ⅠB 期患者需要个体化考虑。ⅢA 期尚推荐联合纵隔放疗;ⅢB 和Ⅳ期 NSCLC 患者则以全身化疗、靶向治疗为主,部分联合局部放疗,一般不予手术治疗。

59. 怎么权衡肺癌的常规与个体治疗方式

常规方案适用于大多数患者,如化疗方案、同步放化疗、靶向治疗中的药物选择等可能差异不大。但是少数患者却会因为常规方案造成治疗不足或治疗过度的后果,如果对所有患者都简单遵循常规治疗方案会损害少数患者利益,结果不但不能延长患者生命,反而缩短存活期。如何解决化疗中常规与个体问题,只有充分考虑患者的承受能力再设计个体化方案,同时制订好并发症的防治措施和免疫重建的对策,才能取得事半功倍的效果。

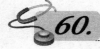

60. 肺癌个体治疗方式根据什么选择

总体来说,肺癌个体治疗方案主要考虑以下三个方面:①患者年龄体力状态;②肿瘤组织病理和基因类型;③肿瘤组织的分子生物学标志物与药物疗效是否存在相关性。这三点均需结合患者自身情况和药物的特点决定。

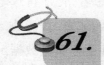

61. 如何根据患者年龄、身体状态选择化疗方案

在制订方案时应考虑患者年龄体力状态,首先需要回答的问题是,是否所有患者都应接受化疗。

患者的体力状态常根据美国东部肿瘤协作组（ECOG）制订的体能状态（PS）评分进行确定：0分指患者完全能够正常活动；1分指患者能自由走动及轻体力活动；2分指患者生活自理但丧失工作能力，白天卧床时间不超过50%；3分指生活部分自理，白天卧床时间超过50%；4分指病重卧床不起，生活不能自理；5分指死亡。

汇聚16项随机对照研究，2714例非小细胞肺癌（NSCLC）患者的荟萃分析显示，含铂类药物的两药联合化疗，较最佳支持治疗有显著生存获益，中位生存期增加1.5个月；1年生存率提高9%。而上述治疗的获益人群均为PS评分0～1分以及可能的PS＜2分的患者。

此外，现有数据支持PS＜2分的患者应接受单药化疗，尚无充分数据推荐PS＜2分的患者应或不应接受两药联合化疗。区分PS≥2分的患者是由NSCLC本身导致，抑或是由合并的其他系统性疾病所导致，将可以进一步指导化疗。从患者年龄角度而言，目前没有证据支持仅根据年龄来选择某特定一线单药或联合化疗。换而言之，老年并非是化疗禁忌证。未来将会根据衰老评分来确定老年人的生理年龄，从而精确指导治疗方案的制订。

62. 如何根据肿瘤组织病理类型选择化疗方案

肺癌的组织病理类型可分为非小细胞肺癌（NSCLC）和小细胞肺癌（SCLC），NSCLC又分为腺癌、鳞癌、大细胞癌和其他一些腺癌混杂亚型。每个确诊肺癌的患者均需行活检及病理检查确定病理类型，因为病理类型与肺癌的治疗密切相关。组织病理学分型为晚期NSCLC的患者，化疗首选一种铂类药物（顺铂或卡铂）联合一种第三代化疗药物（多西他赛、吉西他滨、长春瑞滨或紫杉醇），不同联合用药组合在疾病缓解率和生存获益数据都相似。而且上述不同的化疗方案对不同组织病理学类型的NSCLC亦无疗效的显著差异。但新近关于三靶点抗叶酸代谢药物培美曲塞的随机对照临床研究表明，培美曲塞和顺铂用于非鳞癌患者较吉西他滨和顺铂疗效更优且毒性更低。另有 2 项关于培美曲塞的临床随机对照研究,亦进一步证实了它具有组织病理学选择性的特征,即对于腺癌具有更好的疗效。因此,对于选择化疗药物而言,组织病理学类型是必须考虑的因素。

63. 不同类型肺癌细胞含有的一些特殊标志物与化疗药物的敏感性有无关联

绝大多数化疗药物因其副作用强烈使患者遭受很大痛苦。近年来,靶向药物以其副作用小、疗效确切在癌症指南中被强烈推荐为首选或次选的治疗方案。靶向药物是指作用于肿瘤发生、生长的特定分子靶点来阻断癌细胞生长的药物。

就化疗药物而言,尽管数年间针对多个基因的临床研究结果初步显示,ERCC1 基因高表达与顺铂耐药、RRM1 基因高表达与吉西他滨耐药、低水平的 TS(胸苷酸合成酶)与培美曲塞治疗敏感相关,但目前尚无充分证据显示应常规检测分子生物标志物来选择化疗药物。

但对于选择靶向药物而言,分子标志物状态将具有决定性意义。吉非替尼和厄洛替尼均是 EGFR 酪氨酸激酶抑制剂,是治疗肺癌的新型靶向药物,其疗效随 EGFR 基因突变的不同而有显著差异。EGFR 突变状态对是否选择吉非替尼或厄洛替尼靶向治疗具有决定性意义,但对化疗疗效的影响很小。多项研究表明,EGFR 突变阳性者首先接受吉非替尼治疗,缓解率和无疾病进展生存时间显著优于化疗;但对于 EGFR 突变阴性的患者而言,如果一开始就采用吉非替尼治疗,疗效显著差于化疗。欧盟批准吉非替尼用于 EGFR 突变阳性的晚期 NSCLC 患者。

这使我们现在必须考虑,非小细胞肺癌的另一种分类方法包括 2 种类型:EGFR 突变阳性型和 EGFR 突变阴性型。目前没有充分证据推荐尚未进行 EGFR 基因检测就先给予患者吉非替尼或厄洛替尼治疗。只有患者明确有 EGFR 突变,才可考虑首选吉非替尼治疗,这将使患者在总生存期、无进展生存期、毒性和生活质量或症状改善均有获益。如果患者 EGFR 突变阴性或突变状态未知,则首选化疗更为安全和妥当。巧妙组合各种疗法对于晚期 NSCLC 是有益的,化放疗优于单用放疗,且同步进行化放疗似乎优于序贯化放疗。就IV期 NSCLC 而言,以全身化疗为基础,联合局部姑息性放疗无疑可以改善患者症状、提高生活质量。而化疗与靶向治疗的最佳联合治疗方案则是目前研究热点。晚期 NSCLC 化疗联合 EGFR 酪氨酸激酶抑制剂的多项临床研究显示,厄洛替尼或吉非替尼联合化疗与单用化疗相比,未有额外临床获益。贝伐单抗是一种重组单克隆抗体,是能阻断血管内皮生长因子的靶向药物。有研究显示,卡铂紫杉醇联合贝伐单抗可显著改善无进展生存率和总存活率;另一项研究也显示,化疗联合贝伐单抗可改善患者无进展生存期。因此,贝伐单抗 + 化疗适用 PS 0~1 分的晚期或复发的 NSCLC 患者,贝伐单抗可持续给药直至疾病进展或出现不可耐受的毒性。考虑到贝伐单抗可能的不良反应,对有脑转移、有临床显著性咯血、器官功能不全、PS 评分 > 1 分、接受治疗性抗凝血药物、伴临床显著性心血管疾病或控制不佳的高血压患者则不适合接受贝伐单抗治疗。西妥昔单抗是另一种单克隆抗体,是针对 EGFR 的靶向药物。有研究显示,西妥昔单抗 + 长春瑞滨和顺铂治疗晚期或复发性 NSCLC,可延长中位生存期 1.2 个月。因此,EGFR 阳性肿瘤患者,可考虑首选给予顺铂、长春瑞滨联合西妥昔单抗,并持续西妥昔单抗给药,直至疾病进展或出现不可耐受的毒性作用。

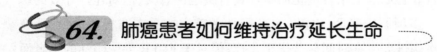

64. 肺癌患者如何维持治疗延长生命

给予晚期 NSCLC 患者化疗的最终目的是希望患者活得更长,活得更好,即延长总生存和疾病进展时间,改善疾病控制率,缓解症状,进而提高生活质量。以往的荟萃分析研究结果显示,一线两药化疗直到4~6个周期后,将导致毒性累积,但没有进一步提高疗效的确切优势。因此,在4个周期化疗后出现疾病进展或未缓解时,应停药,不应给予患者超过6个周期的双药化疗方案。但随着 2008 年培美曲塞对照安慰剂的维持治疗临床研究结果的公布,使维持治疗这一模式受到极大关注,这无疑是对传统化疗模式(即一线化疗后随访观察直至进展再给予二或三线化疗)的巨大挑战。该研究对晚期 NSCLC 在一线 4～6 个周期化疗后，患者疾病稳定状况下，继续给予培美曲塞每 3 周维持化疗，直至疾病进展或出现不可耐受的不良反应，培美曲塞维持治疗组较安慰剂对照组显著延长总生存期，尤其非鳞癌的生存获益可达 5.2 个月（15.5 对 10.3 个月）。美国食品药品监督管理局（FDA）于 2009 年 7 月批准培美曲塞维持治疗晚期 NSCLC。2009 年关于厄洛替尼维持治疗研究同样显示，厄罗替尼维持治疗有生存期延长的获益。但是否所有患者都需接受维持治疗、该采取哪种维持治疗方案、维持治疗的毒性和药物经济学问题迄今仍待进一步探索。通常，晚期 NSCLC 患者在接受一线化疗后，只有 50％ 左右的患者有机会接受二线治疗。

那么，晚期患者二线治疗最佳的给药计划是什么呢？通常认为，一线接受以铂类为基础化疗的患者疾病进展后，如 PS 良好，可接受多西他赛、厄洛替尼、吉非替尼或培美曲塞的二线治疗。有临床研究表明，二线 EGFR 酪氨酸激酶抑制剂联合抗血管生成治疗（如贝伐单抗）可较 EGFR 酪氨酸激酶抑制剂单药进一步改善生存。对晚期老年患者而言，尚无证据支持二线治疗应根据年龄而选择特定的药物联合或单药治疗。二线治疗后疾病若仍进展，三线化疗对于晚期患者是否仍然有益呢？目前尚没有充分证据支持使用三线化疗方案。对于既往未接受过厄洛替尼或吉非替尼治疗的二线失败患者，推荐厄洛替尼作为三线治疗。应鼓励患者参与临床研究、尝试性治疗或最佳支持治疗。

65. 小细胞肺癌现状如何

小细胞肺癌占全部的肺癌的 12％～15％，目前它的发病率在美国以及其他发达国家中正在下降，这很可能是因为吸烟习惯的改变。另一种对发病率下降的解释是近些年来肺癌病理学分类的改变。

小细胞肺癌是一种恶性程度很高的肿瘤，生长迅速，容易早期全身转移。如果不考虑小细胞肺癌对放化疗敏感这个特性，只有一小部分患者能获得长期生存。但是，根据最近的调查数据、流行病学研究及最终的结果证明，局限期和广泛期小细胞肺癌的生存时间在过去的 30 年中在统计学上获得了明显的提高。近30年来,小细胞肺癌是在所有治疗敏感的肿瘤中最难治愈的一种。大部分患者(60%~70%)在被诊断为小细胞肺癌时已有转移,中位生存期为7~12个月,长期生存者只有2%。而如果转移仅局限于胸腔内,这部分患者的中位生存期约为12~20个月,5年生存率为10%~20%。

66. 哪些常规化疗药物可用于治疗小细胞肺癌

以铂类和依托泊苷为基础的化疗方案是局限期和广泛期小细胞肺癌的基本治疗方案。对于局限期患者,一线化疗(依托泊苷和顺铂或卡铂)联合早期同步胸部放疗,然后给予预防性脑放疗能使疾病获得明显控制。对于初治的广泛期小细胞肺癌,依托泊苷联合顺铂或卡铂的治疗方案也是推荐方案之一。一线治疗后复发或进展的患者预计生存时间很短(4~7个月)。但是最近的研究显示,疾病相关症状和生存期在使用二线化疗(如单药托泊替康)后得到明显改善,托泊替康是唯一被证实有此效果的药物。

研究发现,喜树碱和紫杉醇等其他化疗药物的治疗结果并未能超过铂类联合依托泊苷化疗的高有效率,这使小细胞肺癌的治疗发展进入了一个平台期。在其他化疗敏感的肿瘤,如生殖细胞肿瘤、非霍奇金淋巴瘤中也有相似的结果,在这些肿瘤的治疗上,顺铂、依托泊苷、博来霉素、环磷酰胺、多柔比星、长春新碱、泼尼松仍然是金标准。但是与其他化疗敏感的肿瘤相比,小细胞肺癌仍有其特殊的表现,就是它的治疗有效率很高,但是治愈率很低。如果要明显提高小细胞肺癌的治疗效果,就需要证明一种有用的治疗策略在治疗中能持续保持它的初始治疗效果。

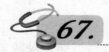

67. 哪些靶向药物可用于治疗小细胞肺癌

提高对关键分子改变导致肿瘤发生机制的理解,加深对大量最新生物学药物的认识,都能有助于继续提高对小细胞肺癌治疗方法的研究。事实上,不同的新型靶向药物早已在研究中或正在被考虑来进行临床试验。其中,蛋白酶抑制剂(如 Borte-zomib)、抗血管生成药物(如沙利度胺、贝伐单抗)以及多重酪氨酸激酶抑制剂都是很有希望获得成功的。近来,抗肿瘤血管形成药物在许多其他恶性肿瘤的治疗中已使患者得到明显获益,这对小细胞肺癌患者的治疗具有借鉴意义。

68. 非小细胞肺癌现状如何

肺癌中的 70%~80% 为非小细胞肺癌,而其中 2/3 的患者确诊时已属中晚期,失去了手术治疗的机会,只宜非手术治疗。肺癌治疗的效果在近数十年中没有显著提高,总的治愈率约 10%。综合治疗有望提高局部控制率和生存率。

69. 放疗、化疗和综合治疗,哪种治疗非小细胞肺癌效果好

放疗对根除局部病灶有效,化疗对杀灭照射野外的隐匿病灶有效。两者合用,通过作用于疾病的不同部位,达到协同作用。例如,通过放射治疗肺部原发病灶及淋巴结转移的癌细胞,药物治疗潜在的转移灶。放疗和化疗作用于相同的细胞群,或者作用于相同细胞群的不同亚群。

肿瘤细胞的生长周期依次分为 G1、S、G2 和 M 期。G1 期和 G2 期是细胞 RNA 和蛋白质合成的时期,S 期是 DNA 合成的时期,M 期是肿瘤细胞一分为二的时期。放疗对 M 期最为敏感,对 S 期敏感性最差;而许多化疗药物对 S 期的肿瘤细胞杀伤力大。放疗与化疗合用,使抗肿瘤的效应相加。

理论上,化疗和放疗的效应互相增强,可提高对肿瘤细胞的杀灭。放疗期间应用化疗,能抑制放射杀伤肿瘤细胞的修复,使放疗的杀伤力增强;化疗诱导细胞周期的同步化,如紫杉醇阻滞细胞于 G2 和 M 期,使放射敏感性增加;化疗后缺氧的肿瘤细胞再充氧,增加放疗敏感性;放疗后肿瘤退缩,导致加速再增殖,此时化疗更加敏感。然而,在肿瘤杀灭效应增加的同时,正常组织的损伤也增加。是否能获得治疗增益在于肿瘤杀灭效应的增加和正常组织损伤增加之间的比例。某些化学药物,如 WR2721 能选择性地保护正常组织,而不增加对肿瘤组织的保护,从而提高放疗对肿瘤的杀灭。虽然实验资料证明能做到这点,但临床实践还有待进一步证实。如果所用的化疗药物与放疗对正常组织无毒性累加(相加作用),那么这些药物就能对照射野外的病灶有所作用(空间合作);如果放疗时间选择恰当,就能减少正常组织的损伤,增强对肿瘤细胞的杀灭。中晚期非小细胞肺癌化疗和放疗综合治疗的效果并不理想。主要因为病期较晚,放疗的低局控率和化疗的低敏感性,综合治疗有可能提高局控率和生存率。

化疗和放疗综合应用包括三种方式:先化疗再放疗、放化疗同步进行、先放疗再化疗。其中,放化疗同步进行的疗效更好,中位生存期和一年生存率、两年生存率都有较明显的提高。

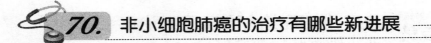

70. 非小细胞肺癌的治疗有哪些新进展

目前的研究方向主要有:①改进放疗方法(超分割放疗、加速超分割放疗等)和放疗技术;②发展新的更有效的化疗药物(紫杉醇、异环磷酰胺、长春瑞滨等);③综合应用更有效的化疗和放疗方案。

71. 肺癌化疗的毒副反应有哪些

肿瘤化疗时具有一定的毒副作用,主要包括:

(1)中毒性心肌炎:主要症状为心悸、胸痛、呼吸困难、水肿等。

(2)中毒性肝炎:表现为肝大、肝区疼痛、黄疸、转氨酶升高等。

(3)脱发:许多化疗药物可引起头发脱落,且停药后脱发仍可继续。

(4)闭经:许多化疗药均可影响脑垂体和卵巢功能,引起闭经。

(5)全身反应:主要表现为乏力、气短、头晕、食欲不振等。

(6)肾功能损伤:可出现血尿、蛋白尿及肾功能改变。

(7)药物性膀胱炎:主要症状为尿频、尿急、尿痛,甚至血尿。

(8)骨骼抑制:表现为白细胞、血红蛋白或血小板下降。

（9）消化道反应：表现为恶心呕吐、呃逆嗳气、腹胀、腹泻或便秘。

毒副作用较轻时仅需要对症处理，毒副作用严重时需要停药或换药。

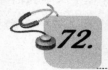

72. 常用化疗药物有哪些，怎样提高其治疗效果

药物在治疗肿瘤方面的应用已有很长时间，但一般以1946年氮芥用于临床作为肿瘤化疗的开端，直到1968年才提出肿瘤内科学这个学科概念。目前，常用化疗药物有顺铂、吉西他滨、多西他赛、紫杉醇、长春瑞滨、依托泊苷、卡铂、异环磷酰胺等。

随着新的化疗药物不断涌现，基础研究不断深入，合理用药和联合用药提高了化疗效果。

（1）多种途径、多种方法的研究和应用，如连续静脉滴注、动脉给药、介入治疗、化疗药与增效药合用、化疗药与解毒药合用、大剂量化疗加造血干细胞移植等，均使化疗疗效有不同程度的提高。

（2）减轻化疗药的不良反应，以增加患者对化疗药的耐受性，提高药物的使用剂量，也可使化疗疗效提高。近年来，在减少胃肠道反应和减轻骨髓抑制方面，取得了突破性进展，在减轻患者用药期间的痛苦、提高用药剂量、减少并发症等方面起到很大作用。

（3）减少耐药性的发生，以提高对难治性肿瘤的治疗效果，也是当前的重要研究课题。提高患者的免疫功能、改善患者的营养状况和一般状况、给予支持治疗等都有利于增强患者对治疗的耐受性，并提高患者的生活质量，增加治疗作用。

（4）肿瘤化疗的合理用药还体现在对不同细胞周期作用药物的合并应用。合理安排使用周期非特异性药物和周期特异性药物，先用周期非特异性药物大量杀伤肿瘤细胞，肿瘤细胞减少后，使更多细胞进入增殖周期，再用周期特异性药物杀伤它们。另外还有同步化作用，先用一种周期特异性药物将肿瘤细胞阻滞在某一周期，待作用消失后，肿瘤细胞即同步进入下一周期，然后再用作用此周期的药物，则可更多地杀死肿瘤细胞，而较少地损伤正常细胞。使用合适的剂量强度,才能发挥最好的治疗效果。

总之,肿瘤化疗已成为肿瘤综合治疗中的重要组成部分,亦是提高肿瘤治疗效果的重要方向,处理好化疗与手术、放疗、生物治疗和中医中药治疗的关系,做到合理、有计划的综合治疗非常重要。

73. 什么是根治性化疗

肿瘤化疗在姑息性治疗肿瘤中起步时,大部分化疗仅能使肿瘤缩小,减轻患者的痛苦,延长患者的寿命,并不能使肿瘤消失。经过多年的艰苦努力,化疗逐渐发展成熟,在部分肿瘤中化疗现已成为能够治愈肿瘤的根治性治疗手段(单独或综合治疗)。肿瘤化疗已从姑息性治疗向根治性治疗迈进一大步。绒癌就是化疗在实体瘤治疗中的一个成功范例。通过化疗,使肿瘤细胞完全消灭,而达到肿瘤治愈,这才是化疗的最终目的。

74. 化疗药物的适应证有哪些

在以下情况可使用化疗药物:

(1)对化疗药物敏感的全身性恶性肿瘤,如白血病、多发性骨髓瘤和恶性程度高的恶性淋巴瘤等患者,为化疗的首选对象。

(2)已不适合手术或放疗的播散性晚期肿瘤或手术后、放疗后复发转移的患者。

(3)手术前需行新辅助化疗或手术后需行术后辅助化疗的患者。

(4)放疗前后需行化疗的综合治疗患者。

(5)对化疗疗效较差的肿瘤,可采用特殊给药途径或特殊给药方法,以便获得较好疗效,如原发性肝癌采用肝动脉给药,即介入治疗,或大剂量化疗加解救治疗的方法等。

(6)癌性胸腔、腹腔或心包腔积液,采用腔内给药或双路化疗(即腔内给药联合全身化疗)的方法。

(7)肿瘤引起上腔静脉压迫、呼吸道压迫、颅内压增高的患者,先化疗,以减轻症状,再根据情况进一步采用其他治疗。

75. 肺癌化疗药物的禁忌证有哪些

肺癌患者在下列情况下不适宜化疗:

(1)骨髓造血功能差,白细胞总数低于 4.0×10^9/升或血小板计数低于 80×10^9/升者。

(2)肝功能异常或肾功能异常者。

(3)有心功能异常者,不用或慎用蒽环类抗癌药。

(4)一般状况衰竭者。

(5)有严重感染的患者。

(6)精神病患者不能合作治疗者。

(7)食管、胃肠道有穿孔倾向的患者。

(8)妊娠妇女,可先人工流产或引产,哺乳期妇女也不宜使用。

(9)过敏体质患者应慎用,对所用抗癌药过敏者忌用。

76. 肺癌化疗的注意事项有哪些

肿瘤化疗必须在有经验医师的指导下进行,不可轻率使用,以免引起不良后果。治疗中还应根据病情变化和药物毒副反应随时调整治疗用药以及进行必要的处理。

治疗过程中应密切观察血象、肝肾功能和心电图变化。定期检查血象包括血红蛋白、白细胞和血小板计数,一般每周检查 1~2 次,当白细胞和血小板降低时还应相应增加次数,直到化疗疗程结束后血象恢复正常时为止。肝肾功能一般疗程结束时检查 1 次。心电图可根据情况复查。

年龄在 65 岁以上或一般情况较差者应酌情减量用药。有骨髓转移者应密切注意观察。既往化疗或放疗后骨髓抑制严重者用药时应注意观察。全骨盆放疗后患者应注意观察血象,并根据情况掌握用药。严重贫血的患者应先纠正贫血。

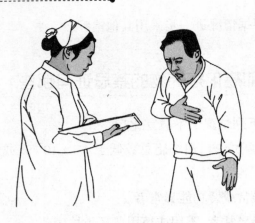

六、呼吸兴奋剂

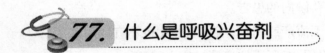

77. 什么是呼吸兴奋剂

呼吸兴奋剂属于中枢兴奋药,主要通过直接兴奋延髓呼吸中枢,也可通过刺激颈动脉和主动脉上的化学感受器反射性地兴奋呼吸中枢,使呼吸加深加快,通气量增加,提高了血中氧的浓度,促进血中二氧化碳(CO_2)的排出,提高呼吸中枢对二氧化碳的敏感性,在呼吸中枢处于抑制状态时兴奋作用尤为明显。随着医学研究的进展,特别是呼吸生理研究的进展及呼吸支持技术的发展与完善,极大地丰富了呼吸衰竭抢救的理论和实践。虽然依靠呼吸机比较安全、可靠,但在基层医院尚未完全普及应用的情况下,合理、有效地使用呼吸兴奋剂,仍是目前临床常用抢救呼吸衰竭的措施之一。

78. 呼吸兴奋剂应该在什么情况下使用

呼吸兴奋剂主要适用于中枢抑制为主、通气不足引起的呼吸衰竭。对于肺部病变引起的以肺换气功能障碍为主所导致的呼吸衰竭不宜使用。使用呼吸兴奋剂,必须保持气道通畅,否则会促发呼吸肌疲劳,进而加重二氧化碳潴留,脑缺氧、脑水肿未纠正而出现频繁抽搐者慎用。需根据呼吸衰竭的轻重、意识障碍的深浅而定。若病情较轻,意识障碍不重,应用后多能起到加深呼吸幅度,改善通气的效果;对病情较重、支气管痉挛、痰液引流不畅的患者,在使用呼吸兴奋剂的同时,必须强调配合其他有效的改善呼吸功能措施(建立人工气道、吸痰等)。但总体而言,随着无创和有创机械通气的广泛应用,呼吸兴奋剂的使用越来越少,大有被淘汰的趋势。

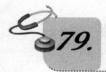

79. 常用呼吸兴奋剂的作用机制是怎样的,有哪些不良反应

(1)尼可刹米:能直接兴奋延髓呼吸中枢和通过刺激颈动脉体和主动脉体化学感受器反射性兴奋呼吸中枢,使呼吸加深、加快,提高呼吸中枢对CO_2敏感性,在呼吸中枢处于抑制状态时,兴奋作用尤为明显。主要应用于中枢性呼吸抑制、各类继发的呼吸抑制、慢性阻塞性肺疾病伴高碳酸血症及吗啡引起的呼吸抑制。中枢抑制药物中毒时应用该药有可能加重中枢抑制现象,故不能作为苏醒药。使用本品常见面部刺激征、烦躁不安、肌肉抽搐、恶心、呕吐,大剂量时可出现多汗、恶心、血压升高、心动过速、心律失常、肌肉震颤、僵直,甚至惊厥。

(2)洛贝林:对呼吸中枢无直接兴奋作用,而是通过刺激颈动脉体和主动脉体的 N- 胆碱受体反射性地兴奋呼吸中枢,同时能兴奋迷走神经和血管运动中枢,作用迅速而短暂,一次给药仅能维持半个小时。

(3)二甲弗林(回苏灵):对呼吸中枢有较强的直接兴奋作用,其效力远强于尼可刹米、贝美格(美解眠),注射后明显增加肺换气量,降低动脉血二氧化碳分压,提高血氧饱和度,从而改善呼吸功能。对肺性脑病因降低动脉血二氧化碳分压而有苏醒作用。用药后起效迅速,但维持时间短。

(4)贝美格(美解眠):中枢兴奋作用迅速,维持时间短,用量过大或注射太快可引起惊厥,可用作巴比妥类中毒解救的辅助用药。

(5)多沙普仑(吗乙苯吡酮):为新型呼吸兴奋剂,小剂量静脉注射能刺激颈动脉体化学感受器反射性兴奋呼吸中枢,大剂量静脉注射能直接兴奋延髓呼吸中枢,使通气量加大,呼吸频率加快。与其他呼吸兴奋剂相比,具有安全范围宽、氧耗量增加少、改善高碳酸血症和低氧血症作用最强等优点,提倡首选此药。常用于解救麻醉药、中枢抑制药引起的中枢抑制。用药时需要监测血压、腱反射和脉搏,防止药物过量。静脉滴注速度太快有引起溶血的危险;滴注时间太长能导致血栓性静脉炎或局部皮肤刺激;剂量过大时,可引起心血管反应甚至出现心律失常。

80. 应用呼吸兴奋剂时需注意哪些问题

（1）应用呼吸兴奋剂的目的是兴奋呼吸、增加通气、改善低氧血症及二氧化碳潴留等。否则不必应用,应用中达不到上述目的则应停用,修改抢救措施。

（2）应在保持呼吸道通畅、减轻呼吸肌阻力的前提下使用,否则不但不能纠正低氧血症和二氧化碳潴留,而且会因呼吸运动而增加耗氧量。

（3）在抢救呼吸衰竭时,除针对病因外,应采取综合措施,包括控制呼吸道感染、消除呼吸道阻塞、适当给氧、纠正酸碱失衡、纠正电解质紊乱和及时应用呼吸机。

（4）大部分呼吸兴奋剂的兴奋呼吸作用剂量与引起惊厥的剂量相近,在惊厥之前可有不安、自口周开始的颤抖、瘙痒、呕吐、潮红等,应密切观察。

（5）大部分呼吸兴奋剂持续应用会产生耐药现象,所以一般应用 3~5 天,或给药 12 小时,间歇 12 小时。

（6）为了克服呼吸兴奋剂的不良反应,发挥临床抢救的作用,可采用联合用药交替给药的方法。

（7）呼吸兴奋剂对大脑皮层、血管运动中枢和脊髓有较弱的兴奋作用,临床上亦应注意。

81. 什么情况不宜使用呼吸兴奋剂

（1）使用肌肉松弛剂维持机械通气者:如破伤风肌强直、需暂时终止自主呼吸者。

（2）周围性呼吸肌麻痹者：多发性神经根神经炎、严重重症肌无力、高颈髓损伤所致呼吸肌无力、全脊髓麻痹等。

（3）自主呼吸频率大于 20 次 / 分，而通气量不足者，这时使用反而会加速呼吸肌疲劳。

（4）对以肺炎、肺水肿、弥漫性肺纤维化病变引起的肺换气功能障碍为主所导致的呼吸衰竭患者，不宜使用。

（5）中枢性呼吸衰竭的早期：如安眠药中毒早期。

（6）患者精神兴奋、癫痫频发者。

七、镇静剂、镇痛剂和肌松剂

 **为什么要使用镇静剂、镇痛剂和肌松剂**

镇静剂和肌松剂的治疗最常用于接受机械通气治疗的患者。给予镇静、镇痛剂的目的是使患者能耐受气管插管，抑制呼吸中枢的呼吸驱动力，减轻焦虑心情，使患者容易入睡，使呼吸机与患者的自主呼吸同步。此外，改善患者的舒适程度，使患者有安全感。临床上应按照机械通气患者的病情和需要，适当使用相关镇静剂和镇痛剂、肌松剂，选用适当的制剂和剂量，从而达到所需的镇静和肌肉松弛水平。

机械通气时应用镇静剂和镇痛剂的益处包括：降低氧耗量和能量消耗，改善通气和降低气压伤的危险性，降低内源性呼气末正压，机械通气与患者自主呼吸同步，抑制中枢呼吸驱动力，改善对患者的护理，使患者感觉舒适、安全和有助于入睡，减轻因气管插管和机械通气所致的焦虑不安等。

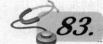 **机械通气时怎样选择镇静剂及镇痛剂**

机械通气时所需的镇静剂及镇痛剂的制剂类型、所能接受药物的总剂

量和镇静的水平均取决于患者的反应、所患的疾病以及意识程度。对严重疾病的患者,选用一种药物或联合应用另一种药物作镇静药物时,应考虑患者病情、镇静剂的使用指征及潜在的不良反应,尤其是药物的心血管效应以及药物的相互作用。在多器官功能衰竭时,尤其是肝和肾衰竭时,应注意药物在体内的分布情况,通常不使用作用时间较长或在体内有蓄积作用的镇静剂。严重疾病的患者在使用镇静剂时,应仔细调整剂量,以获得最佳疗效。

84. 如何决定镇静剂和镇痛剂的应用剂量和维持时间

通过病史和临床表现可预计患者需要机械通气的时间。按机械通气的时间长短可分为短期(小于 24 小时)和长期(大于 24 小时),这样有助于选用镇静剂的种类。理想的镇静剂应对代谢无影响,不良反应少,无蓄积作用,半衰期短。地西泮(安定)是作用时间较长的镇静剂,对短期或长期机械通气的患者,安定并不是最理想的镇静药物,该药的活性代谢产物去甲基安定的半衰期较长(48～96 小时),安定本身的半衰期也较长,可造成长期的镇静作用,干扰患者脱机。对短期机械通气的患者,如需使用镇静剂,最好应用短效药物,如咪达唑仑(咪唑安定)或丙泊酚(普鲁泊福),如果需要数小时以上的镇静,可使用连续静脉注射的途径输入咪唑安定。

吗啡为常用镇静剂和镇痛剂,静脉注射吗啡可用于短期或长期机械通气的患者。注射吗啡时应尽量缓慢,以避免发作性低血压。发作性低血压的原因有:组胺释放、迷走神经兴奋引发心动过缓,间接或直接的血管扩张效应,交感神经输出降低和内脏内大量储存血液。慢性阻塞性肺疾病患者对各种镇静剂较为敏感,镇静剂对呼吸中枢可产生较长时间的抑制作用。这类患者应避免使用吗啡类制剂,因为吗啡可引起组胺的释放,有可能进一步加重气道缩窄。

普鲁泊福是机械通气时最常用的镇静药之一,起效快,过程平稳,不良反应少,镇静水平易于调节,患者易与呼吸机同步。研究显示:使用普鲁泊福镇静的患者满意度高,镇痛药需要量也较少。使用普鲁泊福镇静的患者恢复快、质量好。脑电图监测显示,普鲁泊福停药后 20 分钟患者即可恢复到基础水平。

85. 为什么要监测镇静水平

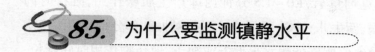

镇静和镇痛的最佳水平取决于应用镇静剂的目的,包括减轻焦虑、解除疼痛或抑制呼吸驱动力,保持患者的正常睡眠觉醒周期,使患者有适当的定向力和识别能力。通过调节镇静剂的注射速度,可以达到理想的镇静水平,使患者有一定程度的睡眠,但易被唤醒。在夜间增加患者的镇静水平,而在唤醒期减少镇静剂的应用来使患者的睡眠觉醒周期正常化。镇静程度过深可造成患者失去定向力和心血管功能不稳定,而且难以撤离呼吸机。

86. 肌松剂的作用机制是什么

正常情况下,神经冲动到达神经肌肉接头时,在钙离子的介导下,引起乙酰胆碱释放,乙酰胆碱与肌肉的特定受体结合后发生钠、钾流动去极化,从而引起肌肉收缩。通过乙酰胆碱的重新摄取和胆碱酯酶局部降解的复合作用,实现肌肉复极化,从而迅速恢复肌肉重复收缩的功能。去极化型和非去极化型肌松剂均能够在突触间隙阻断乙酰胆碱受体,使之不能被激活,从而使骨骼肌松弛。去极化型肌松剂的化学结构和乙酰胆碱相似,在神经肌肉接头产生与乙酰胆碱类似的去极化作用,但较持久,类似超量的乙酰胆碱,从而导致终板对乙酰胆碱的反应性降低,产生肌肉松弛,如氯化琥珀胆碱(司可林)。非去极化型肌松剂引起肌肉松弛,是通过被动占领乙酰胆碱受体结合点或钠、钾离子通道,与乙酰胆碱发生竞争结合作用的结果,如罗库溴铵(rocuroruium)。

43

87. 去极化型肌松剂在体内的作用是怎样的

氯化琥珀胆碱是目前唯一广泛应用的去极化型肌松剂。静脉注射1.0~1.6毫克/千克剂量后,1.0~1.5分钟内即产生肌松作用,维持时间10~15分钟。肝病、新生儿、妊娠、严重贫血、恶性肿瘤、部分结缔组织疾病或先天性原因可导致假胆碱酯酶水平低下或缺乏,使药物作用时间延长,而肾脏透析可缩短其作用时间。

88. 非去极化型肌松剂在体内的作用是怎样的

通常根据其作用时间、作用机制和排泄途径等基本特点进行分类。其中多数药物的化学结构相似,或从可的松衍化而来。非去极化型肌松剂比氯化琥珀胆碱起效稍慢,但作用时间较持久(20~90分钟)。

在长效肌松剂中,潘库溴铵的价格最为低廉,但潘库溴铵、筒箭毒碱和多塞库铵等代谢后,都需不同程度地经肾脏排泄,在肾功能不全时应用受限。潘库溴铵经肝脏代谢部分约占20%,肝功能减退时应慎用。该药引起组胺释放和迷走神经兴奋的作用较明显,可发生心动过速和低血压。维库溴铵的作用维持时间中等,心血管不良反应很少,应用普遍。不过,其代谢主要(80%)在肝脏进行并经胆汁排泄,在肝胆疾病患者中应用受限。维库溴铵的两种代谢产物经肾脏排泄,肾功能减退时肌松作用可有所延长。

苯磺阿曲库铵(阿曲可宁)和米库溴铵主要在血浆中降解。米库溴铵由血浆假性胆碱酯酶进行分解,阿曲可宁被胆碱酯酶降解后自动进行"霍夫曼清除"。阿曲可宁最适用于肾功能不全患者,低温和严重酸中毒可延缓代谢,但代谢并不因患者年纪大而减退。阿曲可宁的代谢产物浓度过高时可引起癫痫。最近发现,采用阿曲可宁的异构体之一"51W89"的肌松强度可提高3倍,而产生的致癫痫代谢产物较少,因此致痫作用可大为减少。根据上述特点,血流动力学不稳定时可选用阿曲可宁或维库溴铵;肝肾功能正常、肌松作用需维持 1 小时以上者可选用潘库溴铵;肝肾功能不全可选用主要经血浆代谢的阿曲可宁和米库溴铵,这两种药的作用迅速,而且加大剂量使用并不会明显增加不良反应。

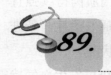

89. 其他药物与肌松药物的相互作用是怎样的

许多药物可通过影响乙酰胆碱释放和神经细胞膜的稳定性而影响肌松剂的作用时间和强度。增强肌松作用的因素有硬膜外麻醉、锂盐、低钾、两性霉素 B 和氨基糖苷类抗生素等;能提高对肌松剂耐受性的因素有抗癫痫药物和氨茶碱等;另一些因素具有双重性,如镁具有提高非去极化型肌松剂、减弱极化型肌松剂的作用;高钾使静息跨膜电位降低,实现细胞的部分去极化,从而使去极化型药物的作用得到提高,而非去极化型药物的作用降低。鉴于药物相互作用范围广泛,使用肌松剂时应加强对神经肌肉阻断剂作用强度的监测。

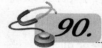

90. 在什么情况下需要使用肌松剂

在多数情况下,适当应用镇静剂即可满足临床需要,很少有必要使用肌松剂。若必须使用也应先给予镇静剂,以避免患者使用肌松剂后产生肌肉麻痹而造成恐惧和不安,并且应尽量缩短使用时间,以免发生与剂量相关的不良反应。鉴于药物潜在的不良反应,临床医师应根据不同病情,尽可能选用药性熟悉的肌松剂。目前肌松剂主要用于以下情况:

(1)插管:通常选用起效迅速、作用时间短暂的氯化琥珀胆碱,当禁用该药时才考虑使用非去极化型肌松剂。氯化琥珀胆碱多采用静注或肌注,因其容易引起高钾血症,尤其是儿童,近年已转为寻求其他替代药物。罗库溴铵(rocuronium)的起效时间与剂量相关,当剂量为 1.2 毫克 / 千克时,起效时间可缩短至 60 秒钟,接近氯化琥珀胆碱。Reynolds 等最近报道,罗库溴铵三角肌肌注,剂量为婴儿 1000 微克 / 千克,儿童 1800 微克 / 千克,可保持充分至良好程度的肌松状态 2.5～3.2 分钟。与罗库溴铵相似的另一新型制剂 Org9487 正在研制之中,具有作用时间短、起效快、不良反应少等特点,可望取代氯化琥珀胆碱。

(2)癫痫状态:经抗癫痫治疗无效的持续癫痫状态可因肌肉持续强直收缩引发低氧血症和脑损伤,现主张配合肌松剂进行机械通气治疗。若进行较长时间通气治疗应进行脑电图观察,以监测癫痫活动状况。

(3)严重哮喘:虽经药物积极治疗,部分严重哮喘患者仍可发生血气持续恶化、呼吸肌疲劳、精神状态改变和一系列心肺并发症等,并且在给予镇静剂后仍然不能完全消除人机呼吸对抗,加用肌松剂进行机械通气治疗可改善胸壁顺应性,实现人机呼吸同步,降低呼吸峰压和氧耗,减少气胸、肺泡通气不足和肺不张等并发症。通常推荐使用的肌松剂为罗库溴铵和阿曲可宁,这两种药物没有心血管不良反应,也没有引起组胺释放而加重支气管痉挛的危害。不过阿曲可宁剂量较大时也可引起组胺释放和低血压。肌松剂和机械通气治疗应持续到疾病缓解。肌松剂可采用间隔静注或持续静滴。若采用静滴,每 4～6 小时应予暂停,以免发生药物积蓄和长时间肌肉松弛,同时观察是否有继续使用肌松剂的必要,并通过刺激神经以确定肌松剂最小的有效剂量。使用肌松剂的缺点包括:影响精神状态的评估,发生深静脉血栓的危险增加和加重肌萎缩;肌无力的发生程度可不等,严重者可因此影响脱离呼吸机。绝大部分患者可完全恢复,但部分患者可长达数周才恢复。

(4)急性呼吸窘迫综合征(ARDS):使用肌松剂的主要目的是为了使人机呼吸同步。昏迷、兴奋或躁动不安、肺阻力增加、机械通气有效性降低、单纯使用镇静剂无效者也可加用肌松剂治疗。正常情况下,呼吸肌的氧耗只占 1%～3%,而在 ARDS 时可增加至 24%。即使采用机械辅助通气治疗,呼吸肌在通气过程中依然要消耗能量,由此引起的乳酸性酸中毒会引起心脏功能的进一步恶化。Marik 等最近报道,使用肌松剂后心脏指数和氧输送量无显著改变,而氧耗量从(200±77)毫升/(分·平方米)显著下降到(149±35)毫升/(分·平方米)($P < 0.05$),而胃黏膜 pH 从 7.21±0.16 上升至 7.29±0.10($P < 0.05$)。显示肌松剂可帮助血流从呼吸肌重新分布到

内脏和其他重要器官,并降低耗氧量,提高 pH 值,改善胃肠道血供。鉴于胃肠道血供状况在发生多器官衰竭中的重要作用,有必要对应用肌松剂提高危重病患者生存率的积极意义加以深入研究。

（5）破伤风:破伤风患者长时间肌肉强直性痉挛,需要使用肌松剂才能取得满意的治疗效果,通常采用包括镇静、镇痛、肌肉松弛和机械通气的联合治疗。破伤风的常见并发症包括肺部感染、心血管功能紊乱、交感神经激活等。由于脑干和心肌受累还可能发生低血压和心动过缓。为避免心血管不良反应多主张采用维库溴铵。

（6）体温过低:因为加温和肌颤可使低体温患者的氧耗量增加 5 倍,使用肌松剂消除肌颤可减少代谢需要、心肌做功和氧耗。使用镇静剂和肌松剂还可减少二氧化碳生成,减慢心率,降低平均动脉压。通过控制呼吸和经气管吸引,可有利于减少在寒冷时溺水者的耗氧量和防止颅内压升高。

91. 机械通气患者应用肌松剂的特点是什么

（1）机械通气患者需用肌松剂时,病情较危重,伴有水、电解质和酸碱平衡紊乱、脏器功能减退,甚至伴有多脏器功能衰竭,这些均影响肌松剂的药效和排泄。

（2）机械通气患者使用肌松剂用量较大,用药时间长,连续使用肌松剂可出现耐药性。

（3）患者细胞膜、血脑屏障功能受损时,肌松剂在持续应用时易进入细胞内,甚至进入中枢神经系统,从而引起骨骼肌损害和中枢神经毒性作用。

（4）机械通气患者治疗用药种类繁多,如抗生素、皮质激素等,这些药物有可能与肌松剂发生药物相互作用,影响药效且可产生不良反应。

92. 机械通气患者应用肌松剂时应注意什么

（1）排除与机械通气对抗的原因（包括呼吸机故障、呼吸参数调节不当、回路漏气及管道被分泌物阻塞等）后,再考虑应用肌松剂。

（2）重视肌松剂的药代动力学：机械通气患者常有多脏器功能损害或减退,长期使用肌松剂可产生蓄积作用,肾衰竭患者应避免使用主要在肾脏排泄的肌松剂,否则肌松作用将延长。

（3）正确选择药物和调节剂量：单次静脉注射可选择中长效肌松剂,患者肾功能不全时不适用。其剂量按具体情况调节,一般年轻体壮的患者用量较大,开始剂量较大,以后逐渐减少,只要能维持良好机械通气即可。

（4）静脉滴注时应正确计算浓度和剂量,为保证持续而恒定地输注药物,最好使用定量注射泵或输液泵,监测肌松程度,指导用药。

（5）与镇静药和镇痛药配合使用可减少肌松剂的剂量,同时患者也感觉舒适。应用肌松剂时,应注意患者的体位,进行适当的气道管理、吸痰,以及皮肤和眼睛的护理。

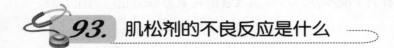

93. 肌松剂的不良反应是什么

肌松剂最主要的不良反应是麻痹时间延长。血浆胆碱酯酶或假性胆碱酯酶可以使大部分氯化琥珀胆碱在到达神经肌肉接头前就被分解,由于遗传或后天疾病的原因导致该酶水平降低,可引起氯化琥珀胆碱的作用时间延长。引起胆碱酯酶降低的杂合子遗传占 $1\% \sim 5\%$,琥珀胆碱的作用可能被延长数分钟,纯合子遗传占 $1/3000 \sim 1/2500$,麻痹时间延长可达 $6 \sim 8$ 小时。怀疑有胆碱酯酶缺乏的危重患者可选用阿曲可宁,因为该药代谢血浆胆碱酯酶水平与肝、肾功能无关。

94. 存在神经肌肉疾病时怎样防治 肌松剂的不良反应

重症监护室患者在使用潘库溴铵等肌松剂后有时会发生四肢瘫痪和腓总神经麻痹,其发生机制不明。电生理检测示神经轴索病变,肌肉活检可见明显肌病表现。个别病例可引起腓总神经麻痹后遗症。目前认为,同时使用激素是引起神经肌肉疾病的重要因素,不过单纯使用激素很少引起肌病,尚缺乏有效防治方法。各种肌松剂引起肌肉麻痹的发生率相近,但混合使用可使发生率显著增加。故应尽量避免同时使用肌松剂和激素或多种肌松剂,尤其应避免同时使用大剂量激素。

95. 存在恶性高热时怎样防治肌松剂的不良反应

在使用肌松剂时出现恶性高热通常发生于同时使用吸入型麻醉剂的患者,具体发病原因不明,可能和细胞钙代谢异常有关。临床表现为用药后迅速发生肌强直和高热,由于高代谢引起二氧化碳生成增多,耗氧增加,导致酸中毒、心肌缺血和室性心律失常,治疗不当常可致死。处理方法为立即停用肌松药物并静脉注射丹曲林(硝苯呋海因)。

96. 怎样防治肌松剂的心血管系统不良反应

氯化琥珀胆碱可引起钾外流,使血钾水平上升。在某些条件下,如烧伤、上运动神经元疾病、肌肉萎缩和严重腹腔感染时可发生高钾血症,引起心脏停搏。脊柱损伤后 24 小时内应避免使用氯化琥珀胆碱,因为在这些患者中引起心室颤动和心脏停搏的危险可持续 6 个月之久。氯化筒箭毒碱可引起组胺释放并阻断自律神经节,或诱发哮喘和降低平均动脉压、心输出量和系统血管阻力,特别是伴有低血容量的患者,使用时应予以避免。

97. 如何进行肌松剂的药物监测

发生任何部分肌肉无力的表现时,表明药物占领受体的比例已达 75%~80%,产生完全肌肉松弛时,药物占领受体的比例为 90%~95%。但在相同剂量下,不同患者产生的肌松程度可有所不同。

了解肌松程度以采用神经肌肉阻断监测仪观察最为标准,以 4 次成串刺激法(TOF)最为常用。最近主张使用肌松剂的患者应每 15~30 分钟观察 TOF，若不出现肌肉颤搐就不必使用肌松剂。若采用静滴给药，以保留 1～2 次肌肉颤搐为宜，并强调在任何时候至少应保留 1 次颤搐。为诱发亚极量刺激反应，通常应逐步增加刺激电流，存在神经病变或局部组织改变时，刺激电流应为 100 毫安，时间 0.2 毫秒，但目前绝大多数刺激仪的输出电流仅为 60～70 毫安。说明进行这一检查时应注意仪器的局限性。此外，了解肌松效果还可通过观察握力、生命体征、吸气负压和自主运动等方面的表现。抬头时间若能保持 5 秒钟以上，肌松作用已基本逆转，其可靠性超过吸气负压、肺活量、伸舌和握力试验等。

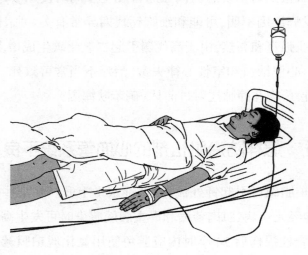

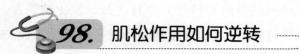

98. 肌松作用如何逆转

药物逆转肌松剂的作用是通过改变神经肌肉交接处的乙酰胆碱水平来实现的，但常常难以奏效。逆转非极化型肌松剂产生的轻度肌松作用可采用新斯的明、溴吡斯的明（吡啶斯的明，pyridostigmine）或依酚氯铵（edrophonium）。这些药物可引起毒蕈碱样反应，表现为瞳孔缩小、视物障碍、流泪、腹痛、腹泻、支气管痉挛、心率减慢、低血压、休克等，虽然可预先采用抗胆碱能药物，如阿托品和格隆溴铵（甘罗溴铵）加以预防，但实际上逆转药物很少使用，尤其是缺乏经验者，以避免使用为妥。

第二部分 介入治疗

一、肺胸疾病的介入治疗

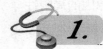

1. 什么是肺胸疾病的介入治疗

呼吸系统疾病的介入治疗最早可以追溯到一百多年以前。国外的一位医生把导管插入一位患者的气管里，取出了呛入气管里的异物，这就是最早的介入治疗。随着介入治疗的不断发展，越来越多的疾病可以通过介入治疗来治愈或是缓解。

肺胸疾病的介入治疗主要是通过支气管镜、胸腔镜、数字减影血管造影、超声波等检查在监视或直视下将导管、针等器械插入脏器，来达到对疾病的诊断和治疗的目的。根据发病部位的不同，选择不同的治疗手段。比如，结核病导致的支气管狭窄，可以通过支气管镜球囊扩张术使狭窄的支气管恢复到正常的直径。再比如，肺癌合并恶性胸腔积液的患者，可以通过胸腔镜镜下给药（比如滑石粉）来诱发化学性胸膜炎，使脏层胸膜和壁层胸膜粘连，从而闭合胸腔，达到防止胸腔积液继续产生的目的。对于大咯血的患者来说，通过数字减影血管造影的方法行支气管动脉造影，不仅可以明确出血部位，更重要的是可以通过支气管动脉栓塞止血。总体而言，在某些情况下，肺胸疾病的介入治疗比单纯内科治疗手段更迅速、有效，并且同相应的外科治疗手段相比，有着创伤小、风险低、费用少等特点。

2. 肺胸疾病的介入治疗有哪些技术

肺胸疾病的介入治疗包括：①应用支气管镜进行的各种治疗；②应用

胸腔镜进行的各种治疗;③应用各种导管经血管途径和数字减影技术进行的各种治疗;④其他介入治疗,如经气管给药、经胸腔穿刺给药或置管给药、经皮扩张气管切开术、经气管氧疗等。

3. 支气管镜检查有哪些适应证

以下情况需进行支气管镜检查:不明原因的咯血,尤其是40岁以上的患者,持续1周以上的咯血或痰中带血;不明原因的慢性咳嗽;不明原因的局限性哮鸣音;不明原因的声音嘶哑;痰脱落细胞检查中发现癌细胞或可疑癌细胞;X线胸片和(或)CT检查异常者,提示肺不张、肺部块影、阻塞性肺炎、肺炎不吸收、肺部弥漫性病变、肺门和(或)纵隔淋巴结肿大、气管支气管狭窄以及原因未明的胸腔积液等;临床已诊断肺癌,决定行手术的治疗前检查;胸部外伤、怀疑有气管支气管裂伤或断裂;肺或支气管感染性疾病(包括免疫抑制患者支气管肺部感染)的病因学检查;疑有食管气管瘘的确诊;支气管镜引导下选择性支气管造影。

4. 支气管镜治疗有哪些适应证

支气管镜不仅可用于检查肺部疾病,还可以进行治疗。以下情况可考虑支气管镜治疗:气管支气管异物,支气管肺癌或肺转移癌腔内浸润生长、肺内恶性肿瘤,气管支气管良性肿瘤,气管支气管良性狭窄,支气管内膜结核,气管软化,紧急气管插管困难,插双腔更换气管插管、拔管困难,上气道的阻塞和窒息,胃内容物的误吸,咯血,肺不张,支气管胸膜瘘,呼吸道烧伤,胸腔积液,顽固性气胸,支气管肺炎、支气管扩张合并感染,急性或慢性肺脓肿、肺囊肿或肺囊性纤维化合并感染,呼吸衰竭,肺泡蛋白沉着症,严重支气管哮喘伴有黏液栓阻塞,尘肺(矽肺、煤矽肺),肺内吸入相对不溶性放射物质等。

5. 支气管镜检查有哪些禁忌证

以下情况禁忌支气管镜检查:活动性大咯血;严重心、肺功能障碍;严重心律失常;全身情况极度衰竭;不能纠正的出血倾向;严重的上腔静脉阻塞综合征;新近发生心肌梗死或有不稳定性心绞痛;疑有主动脉瘤;气管部分重度狭窄,估计支气管镜不易通过,且可导致严重的通气受阻;尿毒症患者的支气管镜下肺活检;严重的肺动脉高压患者的支气管镜下肺活检。

 ## 6. 支气管镜检查有哪些并发症

支气管镜检查可能发生以下并发症:麻醉药物过敏或过量;检查或治疗过程中发生心搏骤停;喉痉挛或喉头水肿;严重的支气管痉挛;术后发热;支气管镜检查过程中动脉血氧分压下降;气道出血。

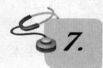 ## 7. 硬质支气管镜和可曲式支气管镜有什么区别

可曲式支气管镜是大多数成人诊断性支气管镜检查所选用的装置,其优点是:插入较容易,患者较易耐受,发生的并发症较少,可较好地控制支气管镜顶端的方向,可插入较小的支气管(包括上叶支气管)。

硬质支气管镜是中空管型,检查时产生的气流阻力小,适用于小儿(一般＜12岁)的气道,同时管径粗大,非常方便于清除气道内的积血和分泌物,当大出血时,硬质支气管镜在廓清气道、保持大气道的通畅、避免窒息方面具有明显优势,但通常需采用全身麻醉。

 ## 8. 胸腔镜在临床上有哪些应用

诊断:①不明原因的胸腔积液;②转移性胸膜恶性肿瘤;③恶性胸膜间皮瘤;④结核性胸腔积液;⑤弥漫性肺疾病。
治疗:①自发性气胸;②恶性胸腔积液;③脓胸。

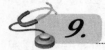

9. 内科胸腔镜检查有哪些禁忌证和并发症

绝对禁忌证：由于胸膜粘连而导致胸腔闭合的情况。

相对禁忌证：没有得到控制的剧烈咳嗽、低氧血症（但不是由于大量的胸腔积液）、凝血功能障碍和严重的心脏疾病。如果要进行肺活检，那还应该包括肺动脉高压、严重的肺间质纤维化所致蜂窝肺和血管性肿瘤。

并发症：出血、气胸、感染。

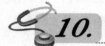

10. 内科胸腔镜与外科胸腔镜有哪些区别

内科胸腔镜是由呼吸内科医生来操作，在内镜室或手术室来进行的，操作时，采用局部麻醉，清醒性镇静，经胸壁开 1 个孔，可用于胸膜疾病诊断和进行胸膜腔闭合术的治疗。而外科胸腔镜是胸外科医生为减小手术创伤，在全麻下经胸壁做多个小切口，凭借与电视摄像机连接的手术器械完成类似开胸手术的各种手术操作。

二、支气管镜取异物及支气管镜下激光治疗、光敏治疗、冷冻治疗

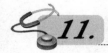

11. 怎样判断和治疗气管支气管异物

有明确的异物吸入史、临床表现典型的患者，结合肺部检查可确诊。对于X 线不透光的异物可行胸透或拍片确定异物的形状、大小及所在部位。临床疑为气管支气管异物时，均应行支气管镜检查，既可明确诊断又能及时摘除异物。

像瓜子皮一类的小型的、扁平的、薄壳状的异物，可以通过支气管镜检查明确诊断，并且检查过程中一旦发现异物，可以直接钳取。有时，异物对气管周围

的刺激可以导致炎症,黏膜出现肿胀甚至肉芽组织增生导致异物不宜被发现或钳取。此时需要通过支气管镜下其他介入治疗手段,充分暴露异物后再行钳取。

小孩子比较好奇,经常把小件物品放进嘴里,因此儿童或幼儿发生气管或支气管异物吸入的几率要比成人高很多。这与他们咽喉部的防御反射功能还不健全有关,吃东西时玩耍或受惊吓,都容易把异物呛入气管。一旦发生异物吸入,可以选用直径较细的支气管镜(＜6毫米)来进行检查和治疗。

12. 支气管镜取异物有哪些并发症

在进行支气管镜取异物时,可能由于操作失误,将异物推向气道更远端而无法取出;由于异物尖锐棱角或锐利边缘,在取出时损伤气道,导致出血、气道穿孔及纵隔气肿;较大异物钳取时脱落在声门下,引起气道梗阻;声带喉头水肿、低氧血症、呼吸衰竭、心搏骤停等。

13. 经支气管镜的激光治疗有哪些适应证

经支气管镜的激光治疗可用于:①气管、支气管腔内各种良、恶性肿瘤致气道重度狭窄而无外科手术指征者;②支气管结核肉芽肿、瘢痕导致气道重度狭窄者;③胸外科手术、气管插管、气道异物等导致气道肉芽组织增生和瘢痕重度狭窄者;④气道狭窄患者置入金属支架后,肿瘤组织或肉芽肿穿过金属支架网眼导致气道再狭窄者。

原则上,只要是支气管镜能见到的气道内阻塞性病变,或是各种原因引起的气道狭窄,均可以应用支气管镜下的激光治疗,比如肿瘤、结核、异物或其他原因导致的气管、支气管狭窄。另外,激光治疗还可以应用于气道内出血的止血治疗。

14. 经支气管镜的激光治疗有哪些禁忌证

以下情况下禁忌进行经支气管镜的激光治疗:①支气管镜检查禁忌或相对禁忌者;②支气管镜无法到达的支气管腔内病灶治疗;③气管、支气管腔外病灶不适合本法治疗;④气管或伴有主支气管重度狭窄时,激光治疗早期可引起管壁组织充血、水肿和出血等导致窒息危险的可能。

15. 经支气管镜的激光治疗有哪些并发症

（1）出血:多为少量出血,可自行停止,亦可通过支气管镜给予镜下局部止血药物治疗,出血量多者可静脉滴注止血药物。

（2）气道穿孔:激光功率调节过高或长时间照射同一部位可导致气道穿孔,这是激光介入治疗的严重并发症。

（3）其他:如肺部感染、气胸及纵隔气肿等。激光照射产生的气体还可诱发哮喘及慢性阻塞性肺疾病患者急性发作。

16. 支气管镜激光治疗时会造成哪些损害,应做好哪些安全防范措施

（1）视力损害:所有的医务人员和患者都有潜在的风险,而支气管镜操作医师最危险。因此气管插管内所有金属附件不可为抛光面以减少反射,同时患者、医护人员及操作者应佩戴针对于特定激光波长的护目镜。

（2）皮肤和呼吸道黏膜损伤:直接暴露于激光束（皮肤）或气道内可燃物着火可引起皮肤和呼吸道黏膜损伤。应指派专人操作激光器以及负责管理激光手术,避免高易燃塑胶管与激光同时使用,激光功率应低于40瓦,吸入氧浓度应低于40%。

（3）烟雾相关危害:进行激光治疗时必须有良好的烟雾吸引系统。

17. 什么是经支气管镜的光敏治疗

光敏治疗是利用光敏物质（血卟啉衍生物）与肿瘤亲和力较强的特性,来对恶性肿瘤进行治疗的手段。恶性组织中的血卟啉衍生物含量比正常组织中高十倍,在支气管镜下发出可以穿透组织的适当波长的可见光（如

红色光)来激活血卟啉衍生物的光化学反应,使之发生能量转移,随后处于激发三重态的血卟啉衍生物,可以与三态氧作用形成单态氧,这种产物即可作用于肿瘤细胞使之破坏死亡。

18. 经支气管镜的光敏治疗有哪些适应证、禁忌证和并发症

适应证:无手术指征的早期中央型肺癌,尤其是原位癌;中、晚期中央型肺癌气道狭窄、阻塞者;术前治疗,可减少支气管切除残端肿瘤的复发率。

禁忌证:气管重度狭窄者(光敏治疗可能因早期局部水肿引起通气功能严重障碍);老年体弱的肺癌患者或伴有心肺功能障碍者;对光敏剂过敏者。

并发症:光敏剂过敏;呼吸道阻塞及感染;严重出血及气道穿孔。

19. 支气管镜下冷冻治疗的原理是什么

组织的冷冻引起细胞外和细胞内冰结晶的形成,细胞脱水、细胞内电解质改变和膜脂蛋白的变性导致细胞的死亡,也引起血管痉挛,血管内皮受损,血栓形成,血液有形成分的破坏,使组织缺血而加重细胞坏死。正常组织细胞或恶性肿瘤细胞在 −20℃或以下持续 1 分钟或更长时间即导致细胞坏死。迅速地冷冻,随后缓慢地复温是破坏细胞的有效方法。组织破坏的范围取决于冷冻时形成的冻球大小、降温的速度和程度、冷冻探头的直径以及冰冻 - 复温周期的次数和时间。

最常用的制冷剂有液氮和一氧化二氮。液氮温度低,可以迅速冷冻病变组织,但容易冻伤正常组织;一氧化二氮同样可以达到冷冻目的,对正常组织的影响较小。

20. 支气管镜冷冻治疗有哪些适应证和禁忌证

适应证:组织学已证实为气管或支气管的癌症;根据肿瘤的所在部位

不能行手术治疗者；因肺功能差不能承受肺切除术者；经其他方法治疗，如放疗、化疗、肺切除或其他支气管内治疗后肿瘤复发者；腔内肿瘤，几乎没有外部受压者；不能进行微创性手术的肿瘤；由可见的良性或恶性病变引起的咯血患者；肺移植后的肉芽肿组织；异物。

禁忌证：支气管镜检查禁忌患者；气管或伴有主支气管重度狭窄者；肺周围型病变；管外型肿瘤或肿大淋巴结压迫导致气道狭窄者；心、肺功能差的老年患者。

三、支气管镜电凝电切疗法、腔内放疗及气管支气管支架

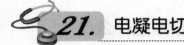

21. 电凝电切疗法会对人体造生损伤吗

电凝电切疗法，虽然有"电"字，但其实原理是通过电流产生的热能作用于气管、支气管局部病变从而使局部病变组织发生坏死来达到治疗目的。而支气管镜是绝缘的，在完整无损的情况下不会发生漏电导致电烧伤的情况。

22. 电凝电切疗法有哪些适应证和禁忌证

适应证：气管或支气管腔内恶性肿瘤导致气道狭窄而无手术指征者；气管或支气管腔内良性肿瘤，特别是基底部呈蒂状者；胸外科手术、气管插管、气道异物等导致气道肉芽组织增生和瘢痕进而出现气道重度狭窄者；支气管结核肉芽肿、瘢痕导致气道重度狭窄者；气管、支气管腔内病灶出血。

禁忌证：支气管镜检查列为禁忌者；支气管镜无法到达的小支气管腔内病灶的治疗；气管、支气管腔外病变或肿大淋巴结压迫导致气道狭窄者；气管或伴有主支气管重度狭窄且狭窄段过长者。

23. 腔内放疗所产生的放射线会不会对周围的人产生影响

支气管镜下的气管支气管腔内放疗是一种近距离治疗。它所产生的放射线有效距离很短,只有 5 毫米~5 厘米,越远离放射源表面,剂量越小,并且放疗照射时间短,一般是几分钟至十几分钟,因此放射线不会对周围的人产生任何影响。

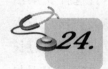

24. 支气管镜腔内放疗有哪些适应证、禁忌证和并发症

适应证:原发气管癌或转移性气管癌,病变长,不能手术者;首次治疗的非小细胞肺癌,不适宜手术者;X 线片示有肺不张,为尽快改善症状者;根治性外照射后,X 线片示肿瘤完全消失,但腔内残留者;术后病理报告切缘未净或残端复发者;放疗或其他治疗后腔内肿瘤复发或邻近器官肿瘤侵入气管腔内的晚期肿瘤患者;咯血患者,用外照射或药物不能控制者。

禁忌证:急性上呼吸道感染或肺部感染未控制者;严重的心肺功能不全和高血压者;严重的肺结核、喉结核或颈椎有病变者;最近大咯血保守治疗无效者;全身情况极度衰弱者。

并发症:①全身反应,如全身不适、发力、恶心、厌食及背痛;②局部反应,如反应性水肿使原有的气道阻塞加重,咯血,放射性食管炎。

25. 气管支气管支架有哪些适应证、禁忌证和并发症

适应证:患者的大气道有外压性的恶性气管支气管梗阻,但不适合行根治性外科手术治疗者;恶性气管支气管梗阻患者经激光治疗及气道扩张后气道梗阻症状仍未解除者;恶性气管支气管梗阻患者在接受放疗后疗效

不明显或无效者；气管支气管的原发性恶性肿瘤，尤其是肿瘤属于腔内型，且无外科手术指征者；气管的继发性恶性肿瘤；气管插管后声门下区气管狭窄，经激光切除治疗或扩张治疗无效者；因炎症或感染造成的气管或支气管良性狭窄患者准备进行全身治疗或直视外科手术切除前；无外科手术适应证的复杂良性气管狭窄患者；各种原因引起的局限性或范围较广的气管支气管软化；肺移植和心肺联合移植术后发生的气道吻合口狭窄者；各种原因造成的气管瘘或支气管食管瘘；其他，如肿大的甲状腺或胸内异常大血管压迫气管并导致气管狭窄，而原发病因有手术禁忌者。

禁忌证：病变位于右主支气管或右肺各叶段支气管，不宜选择支架治疗；年老体衰、患有严重心肺疾病而气道狭窄，尚未构成紧急及直接危及生命者；气管或伴有主支气管重度狭窄，狭窄口小于 5 毫米，同时狭窄段过长或无法通过支气管镜进入狭窄气道以了解狭窄具体状况者；各种病因引起的气管、支气管软化症及少见的复发性多软骨炎、原发性支气管肺淀粉样变等疾病，如发展到气管及支气管广泛狭窄者，效果不佳。

并发症：刺激性咳嗽、支架移位或脱落、气道内分泌物堵塞支架、出血、气道狭窄复发。

四、纤维支气管镜在重症监护病房中的应用

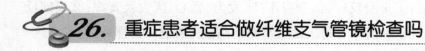

26. 重症患者适合做纤维支气管镜检查吗

入住重症监护病房的患者可能有一个或多个器官系统的损害而导致其重要的机体功能严重受损，呼吸系统是经常受累及的。因为重症患者的病情不稳定，各种诊疗操作应尽可能在床旁进行，而由于纤维支气管镜的通用性和易于携带性，使得重症监护病房内的患者在必要时也可以很方便地进行该项检查。纤维支气管镜适应证比较广泛，但同样需要根据患者的病情，如果有一定的禁忌证，需要在医生的全面评估后决定。

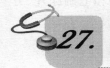

27. 机械通气患者做纤维支气管镜检查时应注意什么

当应用标准纤维支气管镜(管径 5 毫米)时,所用气管导管的内径应≥8 毫米;停用或降低呼气末正压,监护纤维支气管镜顶端的压力;开始应用纤维支气管镜前 15 分钟,增加吸入氧浓度到 1.0,纤维支气管镜操作期间增加潮气量 30%;纤维支气管镜操作前后分别查动脉血气,如吸入氧浓度 1.0 时动脉血氧饱和度<90%,应延迟操作;用脉氧计持续监测动脉血氧饱和度;监测潮气量,观察患者的呼吸动度;高碳酸血症患者应监测呼吸末二氧化碳分压,或经皮二氧化碳分压(PCO_2)的改变;监测脉搏和血压,观察心电图的变化;纤维支气管镜操作后行 X 线胸片检查。

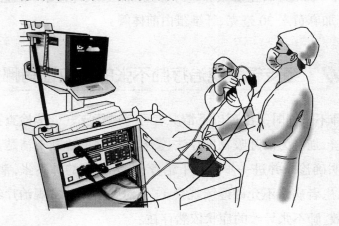

五、经支气管镜治疗大咯血、肺不张

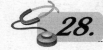

28. 咯血患者行支气管镜检查的目的是什么

对咯血患者进行纤维支气管镜检查,对于确定病变的原因和性质很有帮助。支气管镜检查除了明确病变的范围和程度,在找到出血的部位以后进行局部治疗,以达到止血目的外,还可以通过直视、活检和毛刷涂片、分泌物取样来查找原发肺部疾病。

 **什么情况下的咯血需要通过支气管镜治疗**

当患者咯血量很大,随时有窒息可能时,可应用双腔管气管插管法或支气管插管法以便保持患者的呼吸道通畅。还可使用气囊导管堵塞法,将气囊导管放入相应的支气管,往气囊内注入气体或生理盐水,使其膨胀,将出血支气管堵塞,可达到止血作用,并避免血液流入其他支气管。更多的支气管镜治疗咯血是通过向出血部位的支气管直接注入止血剂,可以应用的药物有 1:20 000 肾上腺素 5 毫升、鱼肝油酸钠、冷盐水、凝血酶、生理盐水 60 毫升加麻黄素 30 毫克、纤维蛋白前体等。

 **经支气管镜治疗肺不张的适应证有哪些**

存在肺不张同时又出现以下情况者可考虑行支气管镜检查:①症状严重,不能进行强有力的呼吸物理疗法;②基础疾病的诊断不清楚,需要通过支气管镜明确诊断并进一步行镜下治疗;③大面积的肺不张,常规的呼吸疗法无效,患者病情不允许继续观察;④针对肺不张的常规治疗经过 24 小时证明无效,肺不张导致的症状依然存在。

气管异物、肿瘤腔内生长或肿大淋巴结压迫气道引起的肺不张,需要通过支气管镜治疗时,可参阅本篇的其他部分。

 **经支气管镜治疗肺不张的常用方法有哪些**

(1)支气管吸引:引起肺不张的最常见原因是黏稠的痰液和痰痂、黏液栓、血块、肿瘤坏死组织或误吸入肺的食物堵塞气道,可在直视下通过间断

吸引将这些物质吸引干净,需避免持续吸引加重缺氧或因吸力过高损伤气道黏膜导致出血,当吸出有困难时,可用活检钳协助取出后再行吸引。

(2)支气管灌洗:如堵塞支气管的痰液或黏液栓不能经吸引和钳取清除,可经纤维支气管镜行支气管灌洗,一般用无菌生理盐水,必要时加用黏液溶解剂。

(3)球形气囊注气加压:将纤维支气管镜直接插入受累肺段的支气管,经纤维支气管镜插入球形气囊导管,气囊充气后闭合支气管,然后通过导管往支气管内注气加压。

(4)经纤维支气管镜选择性支气管内注气:将纤维支气管镜插入相应支气管后,利用吸引和支气管灌洗将气道处理干净,然后将纤维支气管镜嵌入萎陷肺叶的每一肺段或亚段支气管,分别迅速注气。

六、经支气管镜治疗支气管胸膜瘘

32. 什么是支气管胸膜瘘

支气管胸膜瘘(BPF)是指支气管和胸腔之间有交通,结果气体、其他肺内物质,包括黏液、细胞、血和细菌可以进入胸腔。BPF最常发生于胸科手术后,是肺切除术的一种并发症。BPF的死亡率是19.1%~23.1%。

33. 支气管胸膜瘘的病因是什么

据统计,由外科手术发生的BPF占总数的37%~69%;肺感染和脓肿占12%~37%;结核占2%~19%;机械通气占3%~7%;创伤占4%。当前发生BPF危险性最大的是肺减容手术、右肺切除术,其次是左肺切除术、肺叶切除术和电视辅助胸腔镜肺叶楔形切除术。其他危险因素还包括残余肿瘤的存在、长支气管残端、术前化疗或放疗、长期机械通气和广泛的外

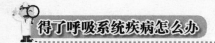

科血供阻断。

34. 支气管胸膜瘘的临床表现是什么

（1）BPF 患者常有胸腔感染和气体漏出的症状和体征。

（2）早发 BPF 可在手术后数日内发生,常表现为发热、血白细胞增高和全身炎症反应的表现。可咳出大量脓痰,分泌物可淹溺同侧或对侧肺,导致呼吸功能受损。

（3）术后早期发生 BPF 的患者因纵隔没有固定,气体漏出可表现为张力性气胸,即吸气时气体漏至胸腔,但呼气时气体不能排出,导致胸腔内压力越来越高,纵隔向对侧移位。

（4）1/3 ~ 1/2 患者手术后 BPF 出现得较晚,此时纵隔常已固定,发生张力性气胸的危险较小,然而感染可能是严重的,但症状却不一定严重。

（5）非外科手术引起的 BPF 的临床表现轻重不一,体征与术后早发性或晚发性 BPF 相似。

（6）BPF 患者可突然发生急性肺大出血或张力性气胸而迅速危及生命。患者可突然发生呼吸困难,咳出大量脓性物质,查体可发现皮下气肿。

35. 如何诊断支气管胸膜瘘

要诊断 BPF,需证明气道与胸腔之间存在交通。

（1）在肺切除术后患者系列 X 线胸片的特征性表现是气 - 液平面的升高,然后降低,伴随着纵隔从患侧返回中线。

（2）如果术后 X 线胸片存在液平面,随后胸片的液平突然消失,根据这些急性临床表现,可诊断 BPF。

（3）在术后的胸腔引流中有持续的气体漏出,如检查胸腔引流装置没有漏气,也表明 BPF 的存在。

（4）如果患者没有进行肺科手术,也未安置胸腔引流管,即可根据发热、咳嗽、咳脓性痰、胸腔内发生气液平面而怀疑 BPF,进一步的检查可做选择性支气管造影,或注射亚甲蓝到支气管内,如果随后在胸腔引流管内发现亚甲蓝,或经胸穿针向胸内注入亚甲蓝 1 毫升,有紫蓝色痰液咳出;或向胸内注入乙醚 0.5 毫升,即闻到乙醚的气味,可确定 BPF 的诊断。

36. 支气管胸膜瘘如何治疗

（1）BPF 的治疗,应首先紧急处理任何危重的、威胁生命的情况,如肺大出血、张力性气胸等。应让患者侧卧,患侧朝下,迅速进行胸腔引流排气。

（2）亚急性或慢性的气体漏出的 BPF 一般进行保守治疗,如低位的引流、缩小胸腔、抗生素治疗、补充营养,必要时行机械通气。

（3）1~3 周的保守治疗如仍不能闭合胸腔,即通常需外科手术处理。

（4）若患者一般情况很差,不能耐受胸科手术,可通过支气管镜来修补BPF。

37. 什么情况下适合经支气管镜治疗支气管胸膜瘘

如果支气管胸膜瘘患者是具有外科手术并发症高度危险和长期预后有限的情况下,并且支气管胸膜瘘的瘘口是单个的、小的、位于有限侧支通气的区域的情况下,适合经支气管镜来治疗。如果瘘口的直径小于 4 毫米,那么支气管镜治疗闭合瘘口的成功率将是最大的。支气管造影证实有多个瘘口或侧支通气的患者,支气管镜治疗的效果可能不是很好。

38. 经支气管镜治疗支气管胸膜瘘有什么好处

周边型的 BPF（发生于段、亚段、亚亚段支气管的 BPF）用硬质镜一般难以看见瘘口,而用纤维或电视支气管镜可查出瘘口,修补容易成功。经纤支镜治疗 BPF 可用局麻,一般情况差的患者也可耐受,可避免全麻的危险。

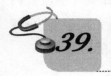

39. 经支气管镜治疗支气管胸膜瘘的一般原则是什么

仔细观察胸腔引流管的集气系统,保证漏气源来自于患者而不是外部来源;对于某些有选择的患者,应备有 X 线透视可随时应用;为保证患者的舒适和控制咳嗽,有必要应用利多卡因局部麻醉和静脉给予适当镇静剂;在鉴定和靠近支气管胸膜瘘部位时,胸腔引流导管应保持在持续低压吸引。在应用封闭剂以后,应将胸腔引流导管置于水封瓶内,以便观察支气管胸膜瘘的漏气是否停止,并可减少封闭瘘口破裂再通的机会;如应用封闭剂后仍残余漏气,有必要重复使用封闭剂。如果瘘口大、有多个瘘口、存在侧支通气,或封闭剂用错了气道或部位,则持续漏气仍可发生。

40. 经支气管镜闭合 BPF 的常用封闭剂(物)有哪些

封闭剂(物)主要有组织黏合剂、纤维蛋白黏合剂、明胶海绵、铅球栓、气囊导管、自体血片、四环素或多西环素等,可联合应用。

(1)组织黏合剂:丙烯酸盐组织黏合剂,需通过插入的塑料导管注射以免损坏纤维支气管镜,注射时需迅速避免过快凝固,注射后应注入少量气泡以保证黏合剂的输送和冲洗导管。

(2)纤维蛋白黏合剂:先通过导管注入浓缩纤维蛋白原,然后马上注入局部用凝血酶,混合后几分钟内,纤维蛋白凝块即可在瘘口形成。

(3)明胶海绵:先对支气管胸膜瘘所在的支气管定位,然后将明胶海绵切成小条,用盐水沾湿,借助于活检钳的帮助下放入纤维支气管镜的吸引管道,用盐水将明胶海绵冲进支气管胸膜瘘所在的段支气管,直至小支气管完全被明胶海绵栓闭合。

(4)铅球栓:只应用于已行气管切开的患者。首先确定支气管胸膜瘘的部位,通过纤维支气管镜将引导线插入该部位,撤出纤维支气管镜留下引导线,将大小适当的铅球栓经气管切口沿引导线放入支气管胸膜瘘所处的支气管。以后可经纤维支气管镜将铅球栓取出,以避免长期留置的不良后果。

41. 经支气管镜治疗支气管胸膜瘘的具体步骤是什么

首先要明确 BPF 的诊断,包括 BPF 的部位、瘘口大小,估计是否能通过纤支镜来闭合等。在受累部位按次序每个肺段和每个亚段地仔细寻找瘘口。通过纤支镜吸引孔插入气囊导管以便相继闭合所有可疑的肺段,气囊导管按顺序插入第 2 级、第 3 级或第 4 级支气管,一边给气囊充气,一边观察胸腔引流管中气体的漏出情况,当成功地闭合 BPF 时,漏气将显著减少或消失。对 BPF 进行定位以后,将瘘口周围的黏液或组织碎片清除干净,然后通过支气管镜的吸引管道插入导管,经导管注入封闭剂(物)。

42. 经支气管镜治疗支气管胸膜瘘的效果怎样,有哪些并发症

对支气管镜治疗 BPF 的效果毫无疑问应予肯定。但至今还未见有大宗病例来证明这些技术的成功率或远期疗效的研究结果。因此,这些技术还有待于今后不断地实践、完善和积累经验。

主要并发症有:感染、过敏反应、漏气加重和支气管破裂。

七、经支气管镜治疗肺癌

43. 肺癌的发病率和死亡率高吗

肺癌是一种严重威胁人民健康和生命的疾病。20 世纪初期,支气管肺

癌还是一种少见病,但此后肺癌的发病率和死亡率均迅速升高,至今,已增加 10 倍以上。据报告,美国 2000 年新诊断肺癌 164 100 例,与肺癌相关的死亡 156 900 例。我国的情况也是一样,尤其是在上海、北京、天津、东北和华东地区,发病率和死亡率均迅速升高。目前,肺癌在城市中位于常见恶性肿瘤的首位,在农村位于第三位。

44. 肺癌患者的生存期有多长

患者的生存与病期相关,往往在出现症状确定诊断时已到疾病的晚期,因此仅有 20%～30% 的患者适于根治性的手术治疗,其余的患者则已局部或全身转移。这类患者的预后不良,5 年生存率小于 10%,治疗基本上是姑息性的,治疗目标为缓解症状,减轻痛苦,延长生命,改善生活质量。

45. 肺癌的治疗方法有哪些

肺癌的治疗方法可分为外科手术、放射治疗、化学治疗和免疫治疗。而支气管镜局部治疗是以上方法在某些特殊情况下的具体应用,可以和全身的治疗联合进行。肺癌支气管镜治疗的目标是缓解因肿瘤引起的大气道阻塞,但也有少数早期肺癌患者把支气管镜治疗作为根治性目的来应用,这可能是今后具有潜在前景的研究领域,寻找肺癌早期发现的更好筛选方法,并以创伤性较小的支气管镜技术来进行根治性治疗。

46. 经支气管镜治疗肺癌的方法有哪些

对阻塞性气管支气管肿瘤治疗方法的选择,取决于患者临床表现的急性程度、病变的类型、疾病的状态、全身状况、心脏和肺的功能以及医生的技术和专长。经支气管镜治疗阻塞性气管支气管肿瘤的方法有许多种,如激光治疗、腔内放射治疗、电凝电切(统称电外科)治疗、光敏疗法以及放置气道支架等。至今没有一个多中心前瞻性的随机对照研究,来分析比较支气管镜治疗的各种方法在改善存活率、改善患者生存质量、改善肺功能以及节约费用方面,哪一种方法是最好的。

47. 经支气管镜治疗肺癌的激光治疗法的适应证和禁忌证是什么

激光治疗的最常见适应证是大气道内的隆起和手术不能切除的病变,用激光光波切除病变以缓解呼吸困难的症状,也用于外放疗或化疗的辅助治疗,无论对原发癌或转移癌均有效。

常规支气管镜检查和麻醉的禁忌证也是支气管镜激光治疗的禁忌证。此外,激光治疗肺癌的禁忌证还有:①气道外压性狭窄而无支气管内生长肿瘤;②肿瘤直接侵犯或压迫肺动脉;③气管和食管之间被肿瘤侵犯;④肺不张的时间长达4~6周或以上;⑤在激光治疗之前患者就已需要吸入高浓度氧,激光治疗会增加这些患者气道内点火的危险性。

48. 经支气管镜激光及电凝治疗肺癌安全吗,有哪些并发症

激光和电凝治疗肺癌通常是较安全的,但可能发生以下并发症:①最严重的并发症是大的血管穿孔或破裂;②支气管内点火是另一严重但较罕见的并发症,随着临床应用经验的增加,此并发症现已很少发生;③即使血管丰富的肿瘤出血量通常也不大,靠激光及电凝凝固效应易于控制,大于250毫升的大出血可能需要用硬质气管镜,以便充分吸引和填塞出血部位;④可引起气胸或纵隔气肿,只要在操作时始终保持激光束与气道壁平行,即可避免此并发症。

49. 何谓经支气管镜近距离放疗

支气管内近距离放疗主要指支气管腔内放疗,是一种局部放射治疗。

69

其方法是经纤支镜将内放有引线的治疗导管插到病变（肿瘤）组织外 2 厘米处，拔出纤支镜，将治疗管在外鼻孔固定，拉出引线，插入定位缆，在定位机下确定定位缆标记，应用计算机给出参考点距离和照射剂量等优化方案，拉出定位缆放入后装的放射源（用多功能后装机进行），按预定的优化方案给予放射治疗。治疗结束后拔出治疗管，即结束近距离放疗。

50. 近距离放疗的适应证和禁忌证是什么

近距离放疗的主要适应证是阻塞气管、支气管的恶性肿瘤，包括支气管腔内肿瘤、黏膜下肿瘤或支气管周围肿瘤。

禁忌证为：已侵犯大的动脉或纵隔的肿瘤。

51. 近距离放疗的优点是什么

近距离放疗的优点是：①可针对肿瘤直接输入较高剂量的放射线；②治疗区以外的放射剂量迅速减少；③准确的放射剂量定位；④计算机计算剂量和控制放疗，可适应肿瘤的形状来提供最佳放疗方案。

52. 何谓经支气管镜气管支架治疗

气道支架是一中空、圆柱形的假体。放置气道支架是为了维持受外力压迫或腔内肿瘤生长而狭窄的气道通畅和提供内支撑以维持气道形态大致正常。肺癌所致的严重气道阻塞，通常先用激光或电凝电切治疗，在扩大气道内腔以后再放入支架，以争取迅速缓解呼吸窘迫的症状，避免或尽早撤离机械通气，延长患者的生命。

53. 气管支架分哪几类，各有什么优缺点

气管支架可分为两类：一类是管形支架，通常用硅酮来制作；另一类气

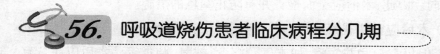

道支架为金属支架。

管形支架的好处是重新定位、取出或重放比较容易。缺点是容易移位，容易导致黏液阻塞和肉芽肿形成。

金属支架的优点是容易置入，可以在局部麻醉下用可曲式支气管镜来放置。主要缺点是支架难以取出和重放，常刺激局部肉芽组织形成，肿瘤组织可通过金属网的间隙生长。

54. 光敏疗法具体如何实施

光动力治疗（PDT）又称光敏治疗，其方法是先给患者静脉注射对恶性肿瘤具有特殊亲和力的光敏物质（通常用血卟啉衍生物），待肿瘤细胞摄取后（通常 40～50 小时后），通过纤维支气管镜（纤支镜）以低能激光（常用氨染料激光，波长 630 纳米）照射 15～20 分钟。2～4 天后肿瘤变性坏死、脱落，坏死脱落的肿瘤组织由患者自行咳出或再经纤支镜及时取出。

55. 光敏疗法的优缺点是什么

PDT 治疗的好处是：在技术上它比 Nd-YAG 激光治疗更容易、更安全。

PDT 治疗的缺点有：起作用的时间较缓慢，因此对因气管支气管阻塞而导致急性呼吸窘迫、需要紧急处理的患者不适用；PDT 治疗者需避光 4～6 周，以及需要频繁地清洁支气管镜。

八、呼吸道烧伤时纤维支气管镜的应用

56. 呼吸道烧伤患者临床病程分几期

呼吸道烧伤又称吸入性损伤。一般将吸入性损伤至修复的全病程分为初期、急性变化期、坏死假膜脱落与感染期、恢复期四个阶段。

初期一般约 6 小时。此期内临床征象轻微，可能出现含碳粒的痰和刺激性咳嗽，口鼻部渗出液多，呼吸增快，严重者可发生呼吸窘迫综合征。

急性变化期一般在伤后 6～48 小时。气道、肺泡的病理改变和肺功能变化显著。

坏死性假膜脱落与感染期一般在伤后 2～3 天，持续 3 周左右。此期内气道的黏液分泌增多，脱落的黏液与分泌物若未能及时清除，"袖口"状坏死黏膜和干稠的分泌物将堵塞支气管而引起肺不张和肺部感染。

修复期可持续很长时间。修复过程中脆弱的肉芽组织可发生出血。气道破坏性损伤和继发感染引起的气道瘢痕增生，可造成支气管狭窄或支气管扩张，偶见气管或支气管内息肉形成。

57. 纤维支气管镜用于呼吸道烧伤治疗时应注意什么

纤维支气管镜主要用于早期引导经鼻气管内插管、清除坏死组织和分泌物及局部治疗。

治疗时应注意以下几点：

（1）必须纠正血容量不足，使循环功能稳定后施行。

（2）术前应掌握患者的肺功能状态。施术期间及前后应同时吸氧。

（3）术前必须进行心电图检查，有心律失常者宜先行纠正。施术过程中最好有心电图监测。

（4）术前应检查出凝血时间、血小板计数及凝血因子。烧伤早期因血小板和凝血因子大量被消耗，纤溶活性加强，常表现为血液凝固性降低和出血倾向。因此，术前应全面检查并有防止窒息的措施。

（5）术后应密切观察病情变化：应用纤维支气管镜检查和治疗虽然安全易行，但仍有一些并发症，如支气管痉挛、缺氧、肺炎等。术后应注意有无并发症发生，及时采取相应的处理。

九、良性气管支气管狭窄的治疗

58. 何谓良性气管支气管狭窄

良性气管支气管狭窄是由于瘢痕、肉芽肿形成、气道软化等因素引起的,与恶性肿瘤引起的气道狭窄不同,它也是气管内插管和气管切开术后常见的并发症。由于气道狭窄严重程度的不同以及患者心肺功能储备的差异,其临床表现形式多样,轻者没有任何症状,严重者可出现呼吸困难、咳嗽、喘鸣或反复发生下呼吸道感染,甚至可以威胁生命。

59. 良性气管支气管狭窄的诊断方法有哪些

肺功能的异常发生于临床症状出现之前,有固定性上呼吸道阻塞的肺功能表现。经成功的内镜或外科治疗后,此异常可消失。因此,这种简单的无创伤性的检查方法在这些患者的早期评估和随访中是有价值的。

影像学检查的目的是在行纤维支气管镜检查前确定气道损害的程度、部位和范围。有时显著的狭窄可妨碍支气管镜通过狭窄区域。在这些患者中,放射影像学对于评估狭窄远端的气管支气管树是非常有用的。目前计算机断层扫描(CT)已广泛应用于对中央气道的评估。

可曲式支气管镜检查(FB)是评估可疑气道狭窄患者的最重要方法。经纤维支气管镜可直视气道损害的原因和严重程度。

60. 良性气管支气管狭窄的治疗方法有哪些

(1)机械扩张:利用Jackson扩张器和硬质支气管镜通过狭窄部位的

机械扩张。缺点：再狭窄的发生率很高，用力机械扩张可导致气道黏膜的创伤，从而使第二次扩张后发生畸形愈合。过度的纤维组织增生和瘢痕形成可导致再狭窄以及症状的出现。因此，除在难以预料或紧急状况下采取紧急扩张以维持气道的通畅外，在所有病例中均应仔细计划采用多形式的治疗方法。

（2）激光技术：为良性气道狭窄患者提供了一种有效的替代内镜治疗的方法，常用的激光包括 CO_2 激光和 Nd:YAG 激光。缺点：应用 CO_2 激光需要硬质支气管镜，目前，可通过纤维支气管镜传导 CO_2 激光能量的可弯曲纤维光纤尚未研制出来。Nd:YAG 能量可通过可弯曲石英纤维传播，然而 Nd:YAG 激光束与组织之间的相互作用可产生高度分散的能量，导致组织气化和光凝作用。因此，Nd:YAG 激光对软组织的作用有时难以预测，操作过程中需要很仔细。

（3）气囊扩张和腔内支架置入：目的是通过一种简单的、无创和快速的方法扩张支气管内狭窄的部位、建立足够大的支气管腔，从而恢复支气管内的气流。缺点：气囊扩张过程中可出现胸痛、支气管痉挛、术后可发生肺不张等。过度的气囊扩张还可造成气道撕裂，引起出血、气胸、纵隔气肿或纵隔炎症。但迄今尚无气囊扩张直接导致死亡的报道。

十、支气管肺泡灌洗在治疗中的应用

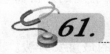

61. 支气管肺泡灌洗可以治疗哪些疾病

支气管肺泡灌洗（BAL）可用于治疗某些常规方法无效或疗效甚微的肺实质疾病，如肺泡蛋白沉着症、肺泡微结石症、肺尘病、放射性微粒的意外吸入以及严重哮喘细支气管和肺泡被黏液栓严重堵塞。另外，顽固性肺部感染、肺脓肿、囊性肺纤维化等，均可用支气管肺泡灌洗来治疗。

62. 支气管肺泡灌洗有哪些并发症

支气管肺泡灌洗的并发症大多发生于全肺灌洗者,常见并发症有:

（1）低氧血症:推荐在支气管肺泡灌洗期间,让患者吸入高浓度氧,尽可能维持气道压高于或接近于肺动脉压,并密切监测动脉血气。

（2）肺活量减少:灌注后的 24 小时内,患者的肺活量可以减少 1.5 升。

（3）灌洗液流入对侧肺:主要因双腔管内囊漏气,两侧肺没有完全隔离密闭引起。

（4）肺不张。

（5）低血压。

（6）液气胸。

（7）支气管痉挛。

（8）肺炎。

十一、胸腔镜在肺和胸膜疾病诊断和治疗中的应用

63. 胸腔镜有哪些优点

（1）观察视野清晰,可在直视下观察病变的形态、部位和大小。

（2）可在直视下进行各种活检操作,取材大,组织学检查阳性率高。

（3）操作较简便、安全,其死亡率与纤支镜活检相当,并发症少,患者易接受。

64. 内科胸腔镜术与胸外科电视辅助胸腔镜手术有什么区别

内科胸腔镜主要用于胸膜疾病的诊断及胸膜粘连术;在内镜室即可操作;只需局麻和单腔插管;入口只需 1~2 个;器械简单;费用较低。

胸外科电视辅助胸腔镜手术主要用于胸部手术;要在手术室才能完成;需全麻;需双腔插管;入口需 3 个以上;需较多的一次性器械;费用较高。

65. 内科胸腔镜术有哪些适应证、禁忌证和并发症

(1)适应证:①未明原因的渗出性胸腔积液;②胸膜间皮瘤;③结核;④良性胸膜疾病,包括脓胸;⑤胸膜粘连术,可用于恶性胸腔积液、自发性气胸、复发性非恶性胸腔积液;⑥弥漫性肺病的活体组织检查。

(2)禁忌证

绝对禁忌证:缺乏胸膜间隙;终末期肺纤维化伴蜂窝肺(肺活检易引起支气管胸膜瘘);需持续通气支持的呼吸衰竭;肺动脉高压;不能纠正的出血性疾病。

相对禁忌证:一般状况差;发热;顽固性咳嗽(有引起皮下气肿的危险);心血管状态不稳定;低氧血症(并非由大量胸腔积液引起者)。

(3)并发症:①持续漏气超过 7 天(2%);②皮下气肿(2%);③术后发热(16%);④胸腔镜检查术导致死亡极为罕见。

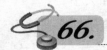

66. 内科胸腔镜术前应做哪些准备

术前应向患者及家属说明检查的目的、必要性和安全性,取得患者的良好配合。术前需进行以下常规检查:①常规拍摄 X 线胸片,必要时拍 CT 和侧卧位 X 线胸片;②血气分析;③肺功能;④血常规及凝血指标;⑤心电图。

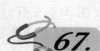

67. 内科胸腔镜术后胸腔引流管如何护理

内科胸腔镜术后需放置胸腔引流管,位置和放置时间根据指征有所不同。在诊断性手术,当只做胸膜活检时,胸腔引流管可能只需几个小时。手术结束时,将一胸腔引流管(24-28F)置于胸腔镜的切口中,指向头部,以排出人工气胸。术后应立即拍 X 线胸片。如果肺已完全复张,且无漏气,胸腔引流管可在术后 3 ~ 4 小时拔出;如果有漏气,直到漏气停止再拔出。只接受简单的诊断性胸腔镜术的患者可在术后 24 小时内出院。

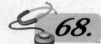

68. 内科胸腔镜有哪些临床应用

(1)胸腔积液的诊断,如胸膜转移瘤、结节病胸膜病变、胸膜间皮瘤、胸膜结核等。

(2)胸腔镜下活检诊断弥漫性肺疾病,如结节病、肺癌、肺间质纤维化等。

(3)胸膜粘连术治疗自发性气胸。

(4)其他应用,如严重肺气肿患者进行肺减容治疗,通过胸腔镜还可进行心包切除术及食管手术等。

十二、支气管动脉栓塞疗法治疗大咯血

69. 为什么要选择支气管动脉栓塞治疗大咯血

咯血是胸、肺部疾病发展到一定程度后的严重并发症。某些疾病可引起反复中到大量咯血,并由此可引起窒息、休克、肺不张、感染等,急剧大量出血可危及患者生命,据统计,病死率可高达 50%。经支气管动脉栓塞治疗急性大咯血,90%以上可获得即刻止血的效果,其复发率仅在20%左右,且咯血量明显减少。仅从咯血的病因角度考虑,任何疾病导致支气管动脉破裂引起大咯血,均适用于支气管动脉栓塞治疗。

70. 支气管动脉栓塞术前需要做哪些准备

(1)术前应尽量明确病因及出血部位,根据X线胸片或气管镜等资料了解病变分布和范围,估计可能的出血动脉。

(2)了解患者心肾功能、动脉硬化的程度及出、凝血机制。因支气管动脉栓塞术最严重的并发症为栓塞脊髓动脉引起截瘫,因此在术前应特别注意有无基础的脊髓功能异常。

(3)造影和栓塞治疗前应向患者说明治疗目的及过程,解除患者不必要的顾虑和紧张。

(4)在应用造影剂前应做过敏试验,为防止患者出现恶心、呕吐导致误吸可禁食一餐。医生应同X线机操作人员密切配合,熟练使用机器,特别避免插管后的设备失灵,而致手术不成功或延长手术时间。

71. 支气管动脉栓塞术的适应证是什么

(1)任何原因所致的急性大咯血,若病因一时不能去除,为缓解病情、创造手术条件均可行支气管动脉栓塞治疗。

(2)不适于手术,或患者拒绝手术,内外科治疗无效的咯血。

(3)咯血量不大,但反复发生者。

(4)支气管动脉栓塞术与外科手术相配合,治疗肺动脉严重狭窄或闭锁型先天性心脏病。

72. 支气管动脉栓塞术的禁忌证是什么

(1)导管不能有效而牢固地插入支气管动脉内,栓塞剂可能反流入主动脉者。

（2）肺动脉严重狭窄或闭锁的先天性心脏病,肺循环主要靠体循环供血者,在不具备立即手术矫正肺动脉畸形的情况下,不利于栓塞体循环动脉。

73. 支气管动脉栓塞术有哪些并发症,如何处理

（1）当栓塞累及肋间动脉、纵隔食管支时,可发生胸痛、肋间痛、胸闷及个别患者吞咽困难等。轻者无需处理,重者可对症治疗。

（2）支气管的黏膜可因缺血而致苍白、小片坏死或溃疡形成,一般在数周内愈合。

（3）脊髓损伤是选择性支气管造影和栓塞所致的较为严重的并发症,轻者表现为感觉异常,肢体远端活动不灵活,严重者发生括约肌失禁、截瘫。一旦发生脊髓损伤症状,应及时给予扩张血管药和神经营养剂。一般经处理,2周～2个月病情可逐渐好转,个别患者则永久截瘫。

十三、支气管动脉灌注疗法治疗肺癌

74. 支气管动脉灌注疗法治疗肺癌有哪些优势

（1）对小细胞肺癌或非小细胞肺癌,支气管动脉灌注治疗（BAI）可控制局部病灶的生长,减轻肺不张的程度,有利于阻塞性肺炎的治疗,达到提高生存质量、延长生存期的目的。

（2）对于无手术指征患者,术前通过 BAI 治疗,缩小肿瘤体积,控制或消灭局部淋巴结内的转移灶,可使患者获得手术切除的机会。具有手术指征的患者,也可减少术中转移的几率。

（3）放疗前通过 BAI 治疗，使肿瘤缩小，减小照射范围，在放疗期间行 BAI 可增加肿瘤细胞的放射敏感性，消灭照射野外围的亚临床病灶。

（4）对失去手术机会，放射治疗不敏感的肺癌，行姑息性 BAI 可较好地控制局部病灶，缓解临床症状。

（5）对于经多次全身化疗或放疗，白细胞或血小板下降明显，已无法继续进行全身化疗或放疗者，可减少用药量。

（6）各种肺转移癌，BAI 治疗可在一定程度上控制其生长、缩小瘤灶、减少病灶数目、提高生存质量。

（7）无论原发或转移性肺癌，在非外科治疗中出现咯血者，BAI 同支气管动脉栓塞结合，可同时控制咯血。

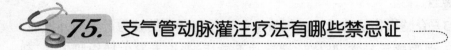

75. 支气管动脉灌注疗法有哪些禁忌证

除与动脉插管造影相同的禁忌证外，与 BAI 治疗有关的禁忌证为：①营养状态极差，有恶病质者；②既往治疗造成明显骨髓抑制者；③严重心、肺、肝、肾功能障碍及凝血机制异常者。

十四、经气管给药

76. 经气管用药为什么是抢救心脏呼吸骤停的第二用药途径

心跳呼吸骤停是临床上最危重的情况，为抢救患者生命，必须分秒必争，重建循环呼吸功能，即进行心肺功能复苏。静脉注射是心肺复苏给药的首选途径，但临床上常因各种原因不能迅速建立静脉通道，因此不能及时给予急救药物而延误抢救时机的情况也时有发生。

心肺复苏时通常要进行紧急气管插管，因此通过气管导管给予复苏和急救药物是简单易行的。即使没有气管插管的患者,也可通过环甲膜穿刺,迅速把药物注入气管。目前已经证明有些心肺复苏药物,如肾上腺素、阿托品、利多卡因、纳洛酮、尼可刹米等,在心跳停止的情况下仍可经气道迅速吸收,并充分发挥其药效,提高心肺复苏的成功率。经气管给药方法简便、安全、无并发症,不影响体外心脏按压,美国心脏病学会推荐心肺复苏时经气管用药为优于心内注射的第二用药途径。

77. 可经气管使用的急救药物有哪些

药物	成人剂量	儿童剂量
肾上腺素	1.5~3 毫克	0.02~0.03 毫克/千克
利多卡因	2 毫克/千克或 50~100 毫克	1~2 毫克/千克
阿托品	0.5~2 毫克	0.01~0.015 毫克/千克
纳洛酮	0.8 毫克	0.01 毫克/千克
尼可刹米	0.56~0.75 克	8.5 毫克/千克

78. 不能经气管使用的药物有哪些

（1）溴苄铵:为抗心律失常药物,因其分子结构大,脂溶性很差,经气道给药吸收不佳。

（2）钙盐:如氯化钙等,因药物具有强烈的刺激性,经气道用药易引起气道黏膜组织坏死,故应禁用。

（3）重酒石酸去甲肾上腺素:为强烈的血管收缩剂,因经气道用药不能用大量稀释剂,高浓度的去甲肾上腺素易致气道黏膜受损,甚至发生黏膜组织坏死。

（4）碳酸氢钠:高渗溶液且为强碱性,对组织有一定刺激性,大容量注入气道对肺有损害作用,必然引起肺功能恶化,因此大量碳酸氢钠不应该经气管应用。小量(2~6毫升)气管内注入,有稀释痰液作用。

（5）异丙肾上腺素:以前为心脏复苏的常用药物,但近来有些学者认为

该药属 β 受体兴奋剂,对心脏复跳不起作用且增加心肌耗氧量,使心肌缺血缺氧加重,不宜采用。

经气管可以使用哪些抗生素,有何不良反应

经气管可以使用以下抗生素:①氨基糖肽类,如庆大霉素、妥布霉素、西索米星;②β-内酰胺类,如头孢噻肟、头孢他啶;③多黏菌素 B 和多黏菌素 E。

经气管使用抗生素的常见不良反应有:①局部刺激反应;②肾毒性和耳毒性;③耐药菌的产生。

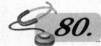

经气管使用抗生素的目的是什么

经气管滴注抗生素在临床上主要有两方面应用:

(1)预防性应用:即预防口咽部和上气道致病菌(主要是革兰阴性菌)的寄殖、繁殖,从而达到预防支气管肺感染的目的。

(2)治疗性应用:当患者已发生支气管肺炎时,在全身用药的同时加用气管给药,对杀灭致病菌、迅速控制感染和改善症状(如发热、咳嗽、脓性痰等)均有辅助作用。

十五、胸膜疾病和胸腔内给药

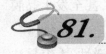

胸膜和胸膜腔的功能是什么

胸膜的主要功能是降低肺和胸壁在呼吸运动中的相互摩擦作用,让肺相对于胸壁有更广泛范围的移动。

脏层胸膜为肺提供机械性保护和支持,为保持肺的形态,限制肺的扩

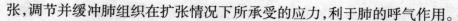

张,调节并缓冲肺组织在扩张情况下所承受的应力,利于肺的呼气作用。

胸膜腔内的负压传导和正常分布,对肺血和气体的分布、回心血量也有重要影响。胸膜腔的另一功能是为肺水肿液渗出肺提供途径。

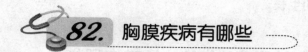

82. 胸膜疾病有哪些

通常将胸膜疾病分为三类:第一类为胸腔积液,积液性质可为漏出液或渗出液;第二类为气胸;第三类为胸膜腔实变,如胸腔内原发(胸膜间皮瘤)或转移瘤、良性胸膜纤维瘤或脂肪瘤、胸膜肥厚钙化等。胸腔内用药,主要是针对第一、二类胸膜疾病,即胸腔积液和气胸所采取的治疗措施。

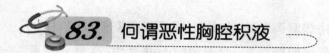

83. 何谓恶性胸腔积液

恶性胸腔积液(MPE)是晚期恶性肿瘤,尤其是肺癌和乳腺癌的常见并发症。恶性胸腔积液的特点是胸液生长快,液量多,大量胸液影响肺的膨胀,挤压心脏和纵隔,引起患者呼吸困难、咳嗽、胸痛、心悸。严重者引起呼吸衰竭、循环衰竭导致死亡。

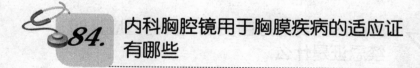

84. 内科胸腔镜用于胸膜疾病的适应证有哪些

适应证有:明确诊断不清的胸腔积液的原因,对恶性间皮瘤或肺癌进行分期,以及对恶性或其他反复发生的胸腔积液用滑石粉进行胸膜固定术治疗。

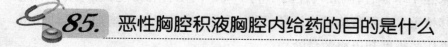

85. 恶性胸腔积液胸腔内给药的目的是什么

胸腔内给药是目前治疗恶性胸腔积液最简单、安全,且颇为有效的方法。胸腔内给药的目的：①注射硬化剂，诱发化学性胸膜炎，从而闭合胸腔，防止胸腔积液重新积聚；②注射对肿瘤细胞有毒性的药物，直接杀灭或抑制肿瘤细胞的生长，故又称局部化疗；③注射免疫调节药物，刺激和增强巨噬细胞功能，抑制肿瘤细胞的生长。

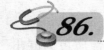

86. 治疗恶性胸腔积液的胸腔内用药有哪些

（1）硬化剂：如四环素、多西环素、红霉素、滑石粉等。

（2）抗癌药：①硬化刺激性药物，如盐酸氮芥、阿霉素；②中度硬化刺激性药物，如博来霉素、顺铂、卡铂；③非硬化刺激性药物，如塞替哌、5-氟尿嘧啶、丝裂霉素、环磷酰胺、长春新碱、甲氨蝶呤、紫杉醇、甲基泼尼松龙。

（3）免疫调节剂，生物缓解调节剂：如短小棒状杆菌疫苗、沙培林、干扰素、白细胞介素、卡介苗细胞壁骨架、奴卡菌细胞壁骨架、高聚金葡素、干扰素。

（4）中药制剂：如人参多糖、榄香烯。

（5）放射性核素：如金–198、磷–132等也被用于恶性胸腔积液的治疗。

（6）其他：如链激酶、尿激酶。

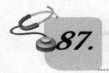

87. 胸腔内给药治疗自发性气胸的适应证和禁忌证是什么

适应证：①多次复发的青年人气胸；②长期漏气不止者；③有两侧气胸史者；④合并肺大疱者；⑤有肺功能不全，担心复发会造成危险者。

禁忌证：①存在"陷闭肺"或因支气管阻塞，肺未能复张者；②支气管胸膜瘘未经手术修补，胸腔内注药不利于瘘口的闭合和修复；③计划今后进行肺移植手术者不宜胸腔内注药，因为诱发的胸膜粘连将增加以后肺移植手术操作的难度和出血的危险。

88. 胸腔内给药治疗自发性气胸的药物有哪些

（1）理化刺激剂：如滑石粉、四环素。

（2）免疫激活和生物调节剂：如支气管炎菌苗、奴卡菌细胞骨架，此外尚有卡介苗、卡介苗细胞壁骨架、链球菌激酶、脱氧核糖核酸酶合剂等。

（3）补充纤维蛋白不足类：属于直接补充的有自体血、血浆、纤维蛋白糊等；属于间接补充的有纤维蛋白原加凝血酶；属于稳定纤维蛋白的有血液凝固第Ⅷ因子；属于对抗纤维蛋白溶解的有止血环酸等。其作用是增加纤维蛋白对漏气口的覆盖。

（4）直接黏合作用类医用粘胶剂：如氰基丙烯酸醋（Cyanoacrylate）可强力黏合胸膜裂口。

89. 胸腔内给药的不良反应有哪些，如何防治

（1）胸痛：在注药前可先用利多卡因 4 毫克 / 千克和生理盐水 50 毫升胸腔内注入。胸腔注药后发生较剧烈胸痛可用镇痛剂，如肌内注射哌替啶（杜冷丁）等。

（2）发热：多为轻度至中度发热，体温较高或患者症状明显可应用解热镇痛剂，低热者可不必处理，1 周内自动消退。

（3）胸腔积液：量一般较少并可自行吸收，如产生中等量以上胸腔积液或持续时间较长应及时引流，以免影响胸膜粘连的效果。

（4）肺功能损害：有不少学者主张肺功能低下者更应考虑用胸膜粘连法治疗，以避免今后气胸复发时的危险。

（5）其他：少数经胸膜吸收的药物可产生该药的毒副反应，如应用四环素、多西环素者可出现轻度肝损害，多在短期内恢复。此外，尚有引起脓胸、肺表面溃烂、休克、肺梗死等的少数报告。

十六、氩氦刀靶向治疗肺癌

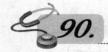

90. 氩氦刀靶向治疗肺癌的原理是什么

氩氦刀靶向治疗肿瘤的一个显著特点是靶区的冷热交替，冻融循环。由于氦气的热效应是在氩气冷冻之后，复温和升温过程中的损伤效应就显得尤为重要。一般认为，冷冻 - 复温 - 冷冻 - 复温两个循环后，冰球内的肿瘤细胞可被完全破坏。

91. 氩氦刀靶向治疗肺癌的特点是什么

（1）创伤小，无明显痛苦，术后恢复快。
（2）瘤细胞死亡，压迫减轻，1～3个月后瘤体缩小，临床症状改善。
（3）机体免疫系统的重新激活，有利于生存质量的提高。
（4）效果类似外科手术切除。
（5）应用于各期肺癌的患者。

92. CT引导经皮穿刺氩氦靶向治疗肺癌的适应证是什么

（1）单发或多发周围型肺癌或其他球型病灶（如结核瘤、错构瘤、炎性假瘤等），且单个肿瘤直径＞1.0厘米。
（2）手术探查不能切除的中央型肺癌。
（3）原发癌已较好控制或较为局限的转移性肺癌。
（4）癌肿巨大，累及纵隔、心包，如无广泛转移者仍可行减瘤荷冷冻术。
（5）伴有恶性胸腔积液，但原发灶显示清楚者。

 **93. CT引导经皮穿刺氩氦靶向治疗肺癌的禁忌证是什么**

（1）两肺弥漫型癌肿，且单个肿瘤直径 < 1.0 厘米。

（2）胸膜广泛转移伴大量胸腔积液，且原发灶显示不清楚者。

（3）肺门肿块，穿刺冷冻治疗有困难，术中、术后易合并呼吸衰竭或大出血者。

（4）肺功能严重受损，最大通气量小于 39％ 或不能下床活动，静息时仍感气急者。

（5）剧烈咳嗽、呼吸困难或难以配合者。

（6）全身状况差、有出血倾向，不能承受手术者。

 **94. CT引导经皮穿刺氩氦靶向治疗肺癌术后需做哪些处理**

术后第一天至少平卧 6 小时，持续吸氧，床边心电监护，一级护理，测血压脉搏，严密监测生命体征变化及有无血、气胸发生。冷冻范围大者应注意保暖，观察伤口有无渗血，禁食 6 小时后改进半流质饮食。

 **95. CT引导经皮穿刺氩氦靶向治疗肺癌的术后并发症有哪些**

肺癌经皮冷冻术后反应与冷冻范围大小有关。肿瘤小、冷冻范围小者，术后一般无不良反应，术后恢复快，手术次日即可恢复正常饮食，下床活动。

冷冻范围大者，可出现如下反应：①发热；②咯血，仅极少数患者术后出现血痰或血痰较术前增多，发生率为 16％ ～ 20％；③胸腔渗液；

④气胸;⑤皮下气肿;⑥肺动脉、肺静脉损伤破裂大出血;⑦心脏骤停;⑧支气管冻伤。

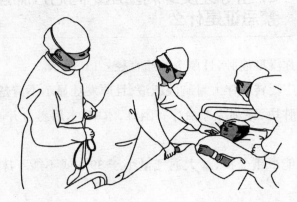

第三部分 机械通气治疗

一、常规机械通气

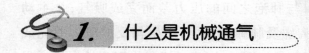

1. 什么是机械通气

机械通气是临床治疗严重呼吸衰竭的一种措施,所需设备就是呼吸机,借助呼吸机建立气道口与肺泡间的压力差,给呼吸功能不全的患者以呼吸支持,即利用机械装置来代替、控制或改变自主呼吸运动的一种通气方式。机械通气可在患者自然通气和(或)氧合功能出现障碍时,运用器械(主要是呼吸机)使患者恢复有效通气并改善氧合的方法;借助呼吸机建立气道口与肺泡之间的压力差,形成肺泡通气的动力,并提供不同氧浓度,以增加通气量,改善换气,降低呼吸肌做功改善或纠正缺氧(O_2)、二氧化碳(CO_2)潴留和酸碱失衡,防治多脏器功能损害。机械通气给呼吸衰竭患者予以呼吸支持,维持生命,为基础疾病治疗、呼吸功能改善和康复提供条件,是危重患者及重伤员重要的生命支持设备。

2. 呼吸机有哪些功能

呼吸机能提供输送气体的动力,代替人体呼吸肌的工作;能产生一定的呼吸节律,包括呼吸频率和吸呼比,以代替人体呼吸中枢神经支配呼吸节律的功能;能提供合适的潮气量(VT)或分钟通气量(MV),以满足机体代谢的需要;供给的气体最好经过加温和湿化,代替人体鼻腔功能,并且能够控制高于空气的吸氧浓度,以提高吸入氧浓度,改善氧合。

治疗用的呼吸机常用于病情较复杂较重的患者,要求功能较齐全,可进行各种呼吸模式,以适应病情变化的需要。而麻醉呼吸机主要用于麻醉手术中的患者,患者大多无重大心肺异常,要求的呼吸机只要可改变通气量、呼吸频率及吸呼比,基本上就可直接使用了。

3. 呼吸机是怎样工作的

人自主通气时,吸气动作产生胸腔负压,肺被动扩张出现肺泡和气道负压,从而构成了气道口与肺泡之间的压力差而完成吸气,是主动的,需要消耗能量;吸气后胸廓及肺弹性回缩,产生相反的压力差完成呼气,是被动的,不需要消耗能量。因此,正常呼吸是由于机体通过呼吸动作产生肺泡与气道口"主动性负压力差"而完成吸气,吸气后的胸廓及肺弹性回缩产生肺泡与气道口"被动性正压力差"而完成呼气,以满足生理通气的需要。呼吸机通气是由体外机械驱动使气道口和肺泡产生正压力差,而呼气是在撤去体外机械驱动压后胸廓及肺弹性回缩产生肺泡与气道口被动性正压力差而呼气,即呼吸周期均存在"被动性正压力差"而完成呼吸。

4. 呼吸机有哪几种

(1)按照与患者的连接方式分类

无创呼吸机:呼吸机经面罩或鼻罩与患者连接。

有创呼吸机:呼吸机通过气管插管或气管切开与患者连接。

(2)按用途分类

急救呼吸机:专用于现场急救。

呼吸治疗呼吸机:对呼吸功能不全患者进行长时间通气支持和呼吸治疗。

麻醉呼吸机:专用于麻醉呼吸管理。

(3)按使用对象分类

成人呼吸机:专用于成年人通气支持和呼吸治疗。

小儿呼吸机:专用于小儿和新生儿通气支持和呼吸治疗。

（4）按使用地点分类

医用呼吸机:主要用于医院临床治疗。

家用呼吸机:主要用于家庭呼吸治疗。

（5）按驱动方式分类

气控呼吸机:通气源和控制系统均只以氧气为动力来源。多为便携式急救呼吸机。

电控呼吸机:通气源和控制系统均以电源为动力,内部有汽缸、活塞泵等,是功能较简单的呼吸机。

气动电控呼吸机:通气源以氧气为动力,控制系统以电源为动力。这是多功能呼吸机的主流设计。

（6）按呼吸机的结构分类

定容型呼吸机:吸气转换成呼气是根据预调的潮气量而切换。

定压型呼吸机:吸气转换成呼气是根据预调的压力峰值而切换(与限压不同,限压是气道压力达到一定值后继续送气并不切换)。

定时型呼吸机:吸气转换为呼气是通过时间参数(吸气时间)来确定。20世纪80年代以来,出现了定时、限压、恒流式呼吸机。这种呼吸机保留了定时型及定容型能在气道阻力增加和肺顺应性下降时仍能保证通气量的特点,又具有由于压力峰值受限制而不容易造成气压伤的优点,吸气时间、呼气时间、吸呼比、吸气平台的大小、氧浓度大小均可调节,同时还可提供间歇指令通气(IMV)、气道持续正压通气(CPAP)等通气方式,是目前最适合婴儿、新生儿、早产儿的呼吸机。

5. 呼吸机工作的方式有哪几种

（1）间歇正压呼吸(IPPV):是最基本的通气方式。吸气时产生正压,将气体压入肺内,身体自身压力呼出气体。

（2）呼气平台:也叫吸气末正压呼吸(EIPPB),吸气末、呼气前,呼气阀继续关闭一段时间,再开放呼气,这段时间一般不超过呼吸周期的5%,能减少死腔量／潮气量（VD/VT）。

（3）呼气末正压（PEEP）通气：在间歇正压通气的前提下，使呼气末气道内保持一定压力，在治疗呼吸窘迫综合征、非心源性肺水肿、肺出血时起重要作用。

（4）间歇指令通气（IMV）、同步间歇指令通气（SIMV）：属于辅助通气方式（可自主呼吸），呼吸机管道中有持续气流，若干次自主呼吸后给一次正压通气，保证每分钟通气量，IMV 的呼吸频率成人一般小于 10 次／分，儿童为正常频率的 1/10 ～ 1/2。

（5）呼气延迟：也叫滞后呼气，主要用于气道早期萎陷和慢性阻塞性肺疾病，应用时间不宜太久。

（6）深呼吸或叹息：在 IPPV 期间，每隔一定的 IPPV 或时间，供给一个 1.5 ～ 2 倍的潮气量。目的在于预防长期 IPPV 时肺泡凹陷性肺不张。实际上，这是模仿人体在正常安静呼吸一段时间后有 1 ～ 3 次深呼吸设计的。

（7）压力支持：自主呼吸基础上，提供一定压力支持，使每次呼吸时压力均能达到预定的峰压值。

（8）气道持续正压通气（CPAP）：除了调节 CPAP 旋钮外，一定要保证足够的流量，应使流量加大 3 ～ 4 倍。CPAP 正常值一般 4 ～ 12 厘米水柱，特殊情况下可达 15 厘米水柱（呼气压 4 厘米水柱）。

（9）分钟指令性通气（MMV）：按预定每分钟通气量给患者通气。如果患者自主呼吸低于预设每分钟通气量，不足部分由呼吸机提供，如果自主通气大于或等于预设每分钟通气量，呼吸机不再送气。

（10）双水平气道正压通气（BiLEVEL）：即在给定的时间内设置 2 个不同的压力水平值，患者在 2 个不同的压力水平上自主呼吸。

（11）辅助控制通气模式：属于纯指令性通气，包括压力控制、压力限制和容量控制。

（12）反比通气（IRV）：常规正压通气时，吸／呼之比为 1：（1.5 ～ 2）；而反比通气时，吸／呼之比为（1.1 ～ 1.7）：1，最高可达 4：1，并同时可运用低水平 PEEP 或 CPAP。其特点为吸气时间延长，机制类似 PEEP，可增加功能残气量,防止肺泡萎陷,减少肺内分流,增加肺部顺应性,改善氧合。但 IRV 也有缺点,如会使平均气道压力升高,减少心输出量并增加肺部气压伤的可能性。

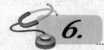 ## 6. 呼吸机有哪些设置按钮

四大参数:潮气量、压力、吸气流速、时间(含吸气时间、呼气时间、呼吸频率、吸呼比)。

(1)潮气量:生理潮气量为 6~10 毫升／千克,而呼吸机的潮气输出量可达 10~15 毫升／千克。要根据胸部起伏、听诊两肺进气情况、参考压力表、血气分析进一步调节。

(2)吸呼频率:接近生理呼吸频率。新生儿 40~50 次／分,婴儿 30~40 次／分,年长儿 20~30 次／分,成人 16~20 次／分。

潮气量 × 呼吸频率 = 每分通气量。

(3)吸呼比:一般 1:(1.5~2),阻塞性通气障碍可调至 1:3 或更长的呼气时间,限制性通气障碍可调至 1:1。

(4)压力:一般指气道峰压(PIP),当肺部顺应性正常时,吸气压力峰值一般为 10~20 厘米水柱,肺部病变轻度者 20~25 厘米水柱,中度者 25~30 厘米水柱,重度者 30 厘米水柱以上,ARDS、肺出血时可达 60 厘米水柱以上。新生儿较上述压力低 5 厘米水柱。

(5)呼气末正压(PEEP):使用 IPPV 的患者一般给 PEEP 2~3 厘米水柱是符合生理状况的,当严重换气障碍时(急性呼吸窘迫综合征、肺水肿、肺出血)需增加 PEEP,一般在 4~10 厘米水柱,病情严重者可达 15 甚至 20 厘米水柱以上。当吸氧浓度超过 60%[吸氧浓度(FiO_2)大于 0.6]时,如果动脉血氧分压仍低于 60 毫米汞柱,应以增加 PEEP 为主,直到动脉血氧分压超过 60 毫米汞柱。PEEP 每增加或减少 1~2 毫米水柱,都会对血氧产生很大影响,这种影响数分钟内即可出现,减少 PEEP 应逐渐进行,并注意监测血氧变化。

(6)流速:至少需每分种通气量的 2 倍,一般 4~10 升／分。

7. 怎样调节呼吸机正常值

（1）呼吸机潮气量的设置：潮气量的设定是机械通气时首先要考虑的问题。容量控制通气时，潮气量设置的目标是保证足够的通气，并使患者较为舒适。成人潮气量一般为 5～15 毫升／千克，8～12 毫升／千克是最常用的范围。潮气量大小的设定应考虑以下因素：胸肺顺应性、气道阻力、呼吸机管道的可压缩容积、氧合状态、通气功能和发生气压伤的危险性。气压伤等呼吸机相关的损伤是机械通气应用不当引起的，潮气量设置过程中，为防止发生气压伤，一般要求气道平台压力不超过 35～40 厘米水柱。对于压力控制通气，潮气量的大小主要决定于预设的压力水平、患者的吸气力量及气道阻力。一般情况下，潮气量水平亦不应高于 8～12 毫升／千克。

（2）呼吸机机械通气频率的设置：设定呼吸机的机械通气频率应考虑通气模式、潮气量的大小、死腔率、代谢率、动脉血二氧化碳分压目标水平和患者自主呼吸能力等因素。对于成年人，机械通气频率可设置到 8～20 次／分。对于急、慢性限制性通气功能障碍患者，应设定较高的机械通气频率（20次／分或更高）。机械通气 15～30 分钟后，应根据动脉血氧分压、二氧化碳分压和 pH 值，进一步调整机械通气频率。另外，机械通气频率的设置不宜过快，以避免肺内气体闭陷、产生内源性呼气末正压。一旦产生内源性呼气末正压，将影响肺通气／血流，增加患者呼吸功，并使气压伤的危险性增加。

（3）呼吸机吸气流速的设置：许多呼吸机需要设定吸气流速。吸气流率的设置应注意以下问题：①容量控制／辅助通气时，如患者无自主呼吸，则吸气流率应低于 40 升／分；如果患者有自主呼吸，则理想的吸气流速应恰好满足患者吸气峰流的需要。根据患者吸气力量的大小和分钟通气量，一般将吸气流速调至 40～100 升／分。由于吸气流速的大小将直接影响患者的呼吸功和人机配合，应引起临床医师重视。②压力控制通气时，吸气峰值流速是由预设压力水平和患者吸气力量共同决定的，当然，最大吸气流速受呼吸机性能的限制。

（4）呼吸机吸呼比的设置：机械通气时，呼吸机吸呼比的设定应考虑机械通气对患者血流动力学的影响、氧合状态、自主呼吸水平等因素。①存在自主呼吸的患者,呼吸机辅助呼吸时,呼吸机送气应与患者吸气相配合,以保证两者同步。一般吸气需要 0.8~1.2 秒,吸呼比为 1∶(1.5~2)。②对于控制通气的患者,一般吸气时间较长、吸呼比较高,可提高平均气道压力,改善氧合。但延长吸气时间,应注意监测患者血流动力学的改变。③吸气时间过长,患者不易耐受,往往需要使用镇静剂,甚至使用肌松剂。而且,呼气时间过短可导致内源性呼气末正压,加重对循环的干扰,临床应用中需注意。

(5)呼吸机气流模式的设置:许多呼吸机有多种气流模式可供选择,常见的有减速气流、加速气流、方波气流和正弦波气流。气流模式的选择只适用于容量控制通气模式,压力控制通气时,呼吸机均提供减速气流,使气道压力迅速达到设定的压力水平。容量控制通气中,有关气流模式比较的研究较少,从现有资料来看,当潮气量和吸气时间/呼气时间一致的情况下,不同的气流模式对患者通气和换气功能及呼吸功的影响均是类似的。当然,容量控制通气时,习惯将气流模式设定在方波气流上。不同气流模式对患者的影响,应进一步深入研究和观察。

(6)吸氧浓度(FiO_2)的设置:一般机器氧浓度从 21%~100% 可调。既要纠正低氧血症,又要防止氧中毒。一般不宜超过 50%~60%,如超过 60% 时间应小于 24 小时。以最低的吸氧浓度使动脉血氧分压(PaO_2)大于 60 毫米汞柱(8.0 千帕)。如果给氧后发绀不能缓解,可加用 PEEP。复苏时可用 1.0 氧气,不必顾及氧中毒。

(7)设定报警范围:气道压力上下限报警(一般为设定值上下 30%)、气源压力报警、其他报警。另外,呼吸机旁应备有复苏器,或者其他简易人工气囊,气囊和气管导管之间的接头也应备好。注意防止脱管、堵管、呼吸机故障、气源和电源故障。

8. 哪些情况下需要使用呼吸机

机械通气的生理效应为改善通气、改善换气及减少呼吸功耗。

机械通气可用于改善下述病理生理状态:①通气泵衰竭:呼吸中枢冲动

发放减少和传导障碍;胸廓的机械功能障碍;呼吸肌疲劳。②换气功能障碍:功能残气量减少;V/Q 比例失调;肺血分流增加;弥散障碍。③需强化气道管理者:保持气道通畅,防止窒息;④使用某些有呼吸抑制的药物时。

判断是否行机械通气可参考以下条件:呼吸衰竭一般治疗方法无效者;呼吸频率大于 35~40 次 / 分或小于 6~8 次 / 分;呼吸节律异常或自主呼吸微弱或消失;呼吸衰竭伴有严重意识障碍;严重肺水肿;动脉血氧分压(PaO_2)小于 50 毫米汞柱,尤其是吸氧后仍小于 50 毫米汞柱;动脉二氧化碳分压($PaCO_2$)进行性升高,pH 值动态下降。

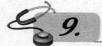

9. 呼吸机主要用于哪些疾病

①严重通气不良;②严重换气障碍;③神经肌肉麻痹;④心脏手术后;⑤颅内压增高;⑥新生儿破伤风使用大剂量镇静剂需呼吸支持时;⑦心肺复苏;⑧任何原因的呼吸停止或将要停止。

10. 哪些情况不能使用呼吸机

如果病人的呼吸功能不能自己有效维持,则均需使用呼吸机,只是有些情况下应用呼吸机时需要密切观察,谨慎使用。如:①肺大疱;②气胸与纵隔积气;③低血容量性休克;④心肌梗死等疾病。

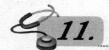

11. 怎样才能用好机械通气

首先要检查呼吸道是否通畅、气管导管的位置、两肺通气是否良好、呼吸机是否正常送气、有无漏气。

(1)动脉血氧分压(PaO_2)过低时:①提高吸氧浓度;②增加 PEEP 值;③如通气不足可增加每分钟通气量、延长吸气时间等。

(2)动脉血氧分压(PaO_2)过高时:①降低吸氧浓度;②逐渐降低 PEEP 值。

（3）动脉血二氧化碳分压（$PaCO_2$）过高时：①增加呼吸频率；②增加潮气量：定容型可直接调节，定压型加大预调压力，定时型增加流量及提高压力限制。

（4）动脉血二氧化碳分压（$PaCO_2$）过低时：①减慢呼吸频率：可同时延长呼气和吸气时间，但应以延长呼气时间为主，否则将起相反作用，必要时可改成间歇指令通气（IMV）方式；②减小潮气量：定容型可直接调节，定压型可降低预调压力，定时型可减少流量、降低压力限制。

12. 呼吸机的加温湿化是怎样进行的

目前加温湿化器效果最好，罐中水温 50～70℃，标准管长 1.25 米，出口处气体温度 30～35℃，湿度 98%～99%。湿化液只能用蒸馏水。温度低，刺激性大的患者较难接受。

气管内直接滴注：特别是气道有痰痂阻塞时，滴注后反复拍背、吸痰，常能解除通气不良。

具体方法：成年人每 20～40 分钟滴入 0.45～0.9 盐水 2 毫升，或以 4～6 滴／分的速度滴入，总量大于 200 毫升／天；儿童每 20～30 分钟滴入 3～10 滴，以气道分泌物稀薄、能顺利吸引、无痰痂为宜。

13. 使用呼吸机可能造成哪些伤害

使用呼吸机可能造成如下伤害：①压力损伤；②循环系统障碍；③呼吸道感染；④肺不张；⑤喉、气管损伤，甚至出现气管食管瘘等并发症。

14. 疾病好转后怎样停用呼吸机

逐渐降低吸氧浓度，PEEP 逐渐降至 3～4 厘米水柱，将 IPPV 改为 IMV（或 SIMV）或压力支持，逐渐减少 IMV 或支持压力，最后过渡到 CPAP 或完全撤离呼吸机，整个过程需严密观察呼吸、血气分析情况。

拔管指征：自主呼吸、咳嗽有力、吞咽功能良好、血气分析结果基本正常，无喉梗阻，可考虑拔管。气管插管可一次拔出，气管切开者可经过换细管、半堵管、全堵管顺序，逐渐拔出。

15. 怎样清洁呼吸机

（1）平时加强对呼吸机的清理，外壳最好每天使用软布擦净。

（2）空气滤网每48～72小时用清水洗净表面尘埃后，再用力甩干或烘干；或者用吸尘器吸尽灰尘，然后放回原位。

（3）呼吸机内部传感器、压缩机、电路板是特殊电子零件，不能用水冲洗也不能用消毒液浸泡，以免损坏其性能，因而需在厂家售后人员指导下用70％的酒精棉球十分小心地轻轻擦干净。

（4）凡是连接于患者与呼吸机之间的各螺纹管、连接管、接头、湿化器、呼气瓣和鼻罩等均应每天彻底清洁、消毒。

二、其他呼吸支持技术

16. 什么是呼吸气囊

呼吸气囊主要由弹性好的球囊、呼吸活瓣、面罩或气管插管接口和氧气接口等组成，通过人工产生通气，对无呼吸患者进行强迫通气，对通气障碍的患者进行辅助呼吸。呼吸气囊具有结构简单、操作迅速方便、易于携带、通气效果好等优点。

17. 什么情况下需要使用简易呼吸气囊

（1）心肺复苏。

（2）各种疾病所致的呼吸抑制和呼吸肌麻痹。

（3）现场急救。

（4）转运危重患者时。

（5）在意外事件中的使用,如突然氧气供应中断或压力过低、停电、呼吸机故障无法正常操作时。

18. 怎样使用简易呼吸气囊

患者平卧,松解衣物,检查颈椎有无损伤、口腔内有无活动义齿、有无舌根后坠等,如有则应清理呼吸道(必要时取义齿,清除口腔异物)。操作者位于患者头顶部,将面罩紧扣患者的口鼻部,按紧不漏气,采用 EC 手法,即以一手拇指和食指将面罩紧扣于患者口鼻部,中指、无名指和小指放在患者耳垂下方下颌角处,将下颌向前上托起,用另一只手有规律地挤压气囊,将气体送入肺中。若气管插管或气管切开的患者使用,则应将痰液吸尽。呼吸频率为成人 12～16 次/分,快速挤压气囊时,应注意气囊的频次和患者呼吸的协调性,防止在患者呼气时挤压气囊。

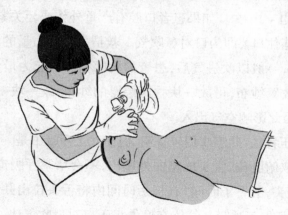

19. 人工呼吸有什么作用

由于触电、溺水、外伤、煤气中毒等原因引起患者突然呼吸停止、心搏骤停,均是生命垂危的重症。呼吸停止与心搏骤停互相影响,互为因果。

一旦呼吸停止,会使患者血中氧含量顿时降低,心脏及大脑等重要器官很快因缺氧而发生功能障碍,继而引发心搏骤停,大脑因缺血、缺氧发生不可逆性损伤,最终导致患者死亡。

人工呼吸是指用人为的方法,运用肺内压与大气压之间压力差的原理,使呼吸骤停者获得被动式呼吸,获得氧气,排出二氧化碳,维持最基础的生命。人工呼吸方法很多,有口对口吹气法、俯卧压背法、仰卧压胸法,但以口对口吹气式人工呼吸最为方便和有效。

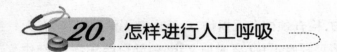

20. 怎样进行人工呼吸

(1)口对口(或鼻)吹气法:此法操作简便容易掌握,而且气体的交换量大,接近或等于正常人呼吸的气体量。对大人、小孩效果都很好。

操作方法:①患者取仰卧位,即胸腹朝天。②救护人站在其头部的一侧,自己深吸一口气,对着患者的口(两嘴要对紧不要漏气)将气吹入,造成吸气。为使空气不从鼻孔漏出,此时可用一手将其鼻孔捏住,然后救护人嘴离开,将捏住的鼻孔放开,并用一手压其胸部,以帮助呼气。这样反复进行,每分钟14~16次。如果患者口腔有严重外伤或牙关紧闭,可对其鼻孔吹气(必须堵住口),即为口对鼻吹气。救护人吹气力量的大小依患者的具体情况而定,一般以吹进气后,患者的胸廓稍微隆起为最合适。口对口之间,如果要放置纱布,可放一块叠两层厚的纱布,或一块一层的薄手帕,但注意,不要因此影响空气出入。

(2)俯卧压背法:此法应用较普遍,但在人工呼吸中是一种较古老的方法.由于患者取俯卧位,舌头能略向外坠出,不会堵塞呼吸道,救护人不必专门来处理舌头,节省了时间(在极短时间内将舌头拉出并固定好并非易事),能及早进行人工呼吸。气体交换量小于口对口吹气法,但抢救成功率高于下面将要提到的几种人工呼吸法。目前,在抢救触电、溺水时,现场还多用此法。但对于孕妇、胸背部有骨折者不宜采用此法。

操作方法:①伤患者取俯卧位,即胸腹贴地,腹部可微微垫高,头偏向一侧,两臂伸过头,一臂枕于头下,另一臂向外伸开,以使胸廓扩张。②救护人面向其头,两腿屈膝跪地于患者大腿两旁,把两手平放在其背部肩胛骨下角(大约相当于第七对肋骨处)、脊柱骨左右,大拇指靠近脊柱骨,其余四指稍开微弯。③救护人俯身向前,慢慢用力向下压缩,用力的方向是向下、稍向前推压。当救护人的肩膀与患者肩膀将成一直线时,不再用力。在这个向下、向前推压的过程中,即将肺内的空气压出,形成呼气。然后慢慢放松回身,使外界空气进入肺内,形成吸气。④按上述动作,反复有节律地进行,每分钟 14 ~ 16 次。

(3)仰卧压胸法:此法便于观察患者的表情,而且气体交换量也接近于正常的呼吸量。但它最大的缺点是,伤员的舌头由于仰卧而后坠,阻碍空气的出入。所以采用该方法时要将舌头按出。这种姿势,对于淹溺及胸部创伤、肋骨骨折伤员不宜使用。

操作方法:①患者取仰卧位,背部可稍加垫,使胸部凸起。②救护人屈膝跪地于患者大腿两旁,把双手分别放于乳房下面(相当于第六、七对肋骨处),大拇指向内,靠近胸骨下端,其余四指向外,放于胸廓肋骨之上。③向下稍向前压,其方向、力量、操作要领与俯卧压背法相同。

三、膈肌起搏

 **21.** 人体的膈肌在什么地方,有哪些作用

膈肌为主要的呼吸肌,位于胸腹腔之间,其上面是胸腔,下面是腹腔,将二者分隔开来。膈肌收缩时,膈穹隆下降,胸腔容积扩大,以助吸气;松弛时,膈穹隆上升,恢复原位,胸腔容积减少,以助呼气。随着膈肌的上下往返运动,促进排除体内产生的二氧化碳,并经过血液循环有效吸入空气中的氧气,维系全身各系统和器官的正常功能。膈肌的位置在剑突后面,肋部起自下第 6 对肋骨和软肋骨;腰部以左右两个膈角起自第 2 至 3 节腰椎。各部肌束均止于中央的中心腱。膈的外周部属肌性部,而中央部分是

腱膜,膈上有 3 个裂孔:在第 12 胸椎前方,左右两个膈角与脊柱之间的主动脉裂孔,降主动脉和胸导管在此通过;主动脉裂孔的左前上方,约与第 10 胸椎水平,有食管裂孔,食管和迷走神经前后干在此通过;在食管裂孔的右前上方的中心腱内有腔静脉孔,约与第 9 胸椎水平,内通过下腔静脉及右膈神经。

22. 膈肌痉挛是什么病

膈肌痉挛属膈肌功能障碍性疾病,系呃逆,吸气时声门突然闭合产生一种呃声,这种膈肌异常的收缩运动是由于迷走神经和膈神经受到刺激所引起的。临床上,呃逆是一种症状,引起呃逆的原因很多,如平常进食过快,进食刺激性食物和吸入冷空气等产生呃逆,轻者间断打嗝,重者可连续呃逆或呕逆,腹胀、腹痛,个别人可出现小便失禁等。

23. 膈肌痉挛如何治疗

正常人发生呃逆多数不需特殊治疗可自行停止,对持续长时间不缓解的患者可试行以下方法。

(1)一般疗法:可试行屏气、饮冷开水或采用重复呼吸等方法多可停止呃逆。

(2)针刺疗法:此方法目前国内报道较多,如分别针刺少商穴、迎香穴、双侧膈俞穴,1 次有效率可达 90% 以上。

24. 体外膈肌起搏是怎么回事

膈肌起搏的基本原理是通过功能性电刺激(FES)膈神经引起膈肌收缩。呼吸生理表明,中枢神经系统对呼吸的调节是通过膈神经和肋间神经控制膈肌和肋间肌收缩来实现的。

膈肌起搏成功必须具备两个基本条件:①有完整的膈神经,以保证电刺激通过膈神经能传导至膈肌；②具有功能性膈肌，使电刺激膈神经引起膈肌收缩。如果接受治疗患者缺乏上述条件其中之一，则起搏失效。膈肌是主要的呼吸肌，它的舒张和收缩承担全部呼吸的一半。

膈肌主要由两类肌纤维（或运动单位）组成：Ⅰ型即慢肌，又称红肌，抗疲劳；Ⅱ型为快肌，又称白肌，收缩力强，易疲劳。膈神经元细胞体位于脊髓前角，于颈 $C_{3\sim4}$ 组成。体外膈肌起搏器（EDP）的体表电极放置于颈左右侧胸锁乳突肌外缘下 1/3 处，以保证电刺激器放出电脉冲，经胸锁乳突肌的神经纤维传至膈神经，使膈肌起搏收缩。

膈肌起搏对呼吸系统产生两种效应：其一称为离心性膈神经兴奋，临床表现为深吸气；其二称为向心性膈神经兴奋，临床表现为补气。

25. 体外膈肌起搏在我国主要用于哪些疾病的康复

（1）慢性阻塞性肺疾病（COPD）缓解期和肺心病肺康复。

（2）COPD 急性加重期呼吸衰竭治疗。

（3）对顽固性呃逆治疗。

26. 什么是植入式膈肌起搏

当前，国外膈肌起搏技术和装置主要为植入式，仅限于外科领域使用。其实，应用经膈神经刺激膈肌起搏治疗呼吸功能不全，已有 50 年历史。应用于婴儿和儿童亦有 30 年。成功植入和使用膈肌起搏器，其主要依赖完整的膈神经和功能性膈肌。植入式膈肌起搏主要应用于四肢瘫痪呼吸肌麻痹，即高位颈椎脊髓瘫痪所致呼吸功能不全、婴儿和儿童先天性中枢性低通气综合征、顽固性呃逆等病症。

四、肺外气体交换技术

27. 什么是体外膜氧合,它是怎样工作的

体外膜氧合(extracorporeal membrane oxygenation,ECMO)是在极危重症肺炎等情况下,患者完全丧失了自我呼吸的能力,肺脏不能保证机体有效供氧,而通过连接血管在体外进行有效供氧的一种模式,它是代表一个医院,甚至一个地区、一个国家的危重症急救水平的一项技术。

ECMO 是走出心脏手术室的体外循环技术。其原理是将体内的静脉血引出体外,经过特殊材质人工心肺旁路氧合后注入患者动脉或静脉系统,起到部分心肺替代作用,维持人体脏器组织氧合血供。

ECMO 的基本结构:血管内插管、连接管、动力泵(人工心脏)、氧合器(人工肺)、供氧管、监测系统。临床上常将可抛弃部分组成套包,不可抛弃部分绑定存放,并设计为可移动,以便提高应急能力。

氧合器(人工肺):其功能是将非氧合血氧合成氧合血。ECMO 氧合器有硅胶膜型与中空纤维型两种。硅胶膜型膜肺相容性好,少有血浆渗漏,血液成分破坏小,适合长时间辅助,可用于支持心肺移植、感染所致呼吸衰竭等。其缺点是排气困难,价格昂贵。

28. 体外膜氧合主要用于哪些紧急情况

ECMO 适应证因其强大的心肺替代功能并且操作简单而非常广泛。由于 ECMO 的出现使许多危重症的抢救成功率明显上升,如急性呼吸窘迫综合征。更令人振奋的是,它使许多令医生束手无策的难题有了新的有效解决方法,如心跳呼吸骤停。

(1)各种原因引起的心跳呼吸骤停:经过训练的团队可以将 ECMO 的

启动时间控制在 8~15 分钟。在有效的心肺复苏支持下,团队密切合作尽快启动循环,是可以保护重要脏器不发生不可逆损害。在实施 ECMO 后一般心跳会很快恢复。实施 ECMO 支持下寻找原发病并积极治疗。无原发病的患者可在去除刺激因素后迅速脱离 ECMO 系统,如电击、高血钾等导致的心跳呼吸骤停。某些原发病经过支持可以逐渐恢复,待恢复后可脱离 ECMO 系统,如重症暴发性心肌炎。若有严重的原发病且非自限性,如不治疗心功能难以恢复,应迅速进一步治疗,如急性心肌梗死。在 ECMO 支持下多科协作治疗,尽快实施冠状动脉搭桥手术或冠状动脉脉支架植入术是可迅速恢复心功能的。

此治疗路径的关键是:①确认排除脑损伤引起的心搏骤停;②迅速有效的心肺复苏及 ECMO 的启动可以保护重要脏器功能;③及时的后续治疗。由于脑功能的丧失使一切治疗失去意义,在这一临床路径中脑功能的确定丧失,是终止 ECMO 的重要指征之一。

(2)急性严重心功能衰竭:严重的心功能衰竭不但会减少组织器官血供,更严重的是随时会有心搏骤停的可能。常见于重症暴发性心肌炎、心脏外科手术后、急性心肌梗死。必要时进行手术治疗。ECMO 可改善其他器官及心脏本身的氧合血供,降低心搏骤停的风险。在 ECMO 实施同时可实施主动脉内球囊反搏(IABP)可减轻心脏后负荷,改善冠状动脉循环、微循环,减轻肺水肿,促进心功能恢复。同时,主动脉内球囊反搏(IABP)可作为脱离 ECMO 系统的过渡措施。在支持期间要密切关注心脏活动情况。若治疗无效果可考虑心脏移植。这类病例多数无其他脏器损害,器官移植的效果也很好。

(3)急性严重呼吸功能衰竭:呼吸功能衰竭是 ECMO 支持实施成功率很高的病种,常见于感染、火灾气体吸入、刺激性气体吸入、肺挫伤等。大多数不用像抢救呼吸骤停那样十万火急,但仍要争分夺秒。因为大多数严重呼吸功能衰竭病例随时有心搏骤停的可能。一旦出现心搏骤停或其他器官损害则势必影响愈后。治疗原则还是尽快建立稳定的生命支持,缩短器官缺氧时间。

(4)各种严重威胁呼吸循环功能的疾病、酸碱电解质重度失衡、重症哮喘、溺水、冻伤、外伤、感染:这些是常见的 ECMO 治疗适应证。有的患者虽然心肺功能尚好,但心肺功能随时可受原发病影响,导致功能下降甚至丧失。出于保障可预见性地实施 ECMO 支持或准备随时实施。对于一些心肺功能没有恢复可能的病例,仍能通过日益强大的移植技术来脱离 ECMO 达到康复。这就使一些被认为是禁忌证的疾病仍可延伸使用 ECMO 技术,并与移植技术结合形成一个理想的救治过程,甚至促进了移植技术的发展。这也很容易理解并形成了一个趋势——人工脏器在移植技术中的重要地位。目前已有一些医疗中心在做这方面的探索,并取得了一定成绩。而这一切工作的基础就是其他器官的保护,避免多个器官损害是成功的关键。

29. 体外膜氧合可用于哪些疾病

(1)新生儿肺疾病:适应 ECMO 治疗的新生儿肺疾病包括胎粪吸入综合征、先天性膈疝、肺部感染等,因最终都导致肺损伤、低氧血症甚至持续性肺动脉高压。因新生儿很少有慢性肺疾病基础,应用 ECMO 支持后生存率相对最高。胎粪是一种无菌异物,ECMO 的过渡治疗为新生儿清除胎粪赢得时机,使治疗成功率大为提高。先天性膈疝者若在出生后 6 小时内表现出相应症状,绝大多数不能存活,ECMO 替代治疗可使此类患儿的死亡率降至 50% 以下。新生儿严重感染时,ECMO 是一种挽救生命的手段,但此时感染导致的生理功能紊乱增加了 ECMO 治疗的难度和维持时间。此外,对药物和常规呼吸支持治疗无效的持续性肺高压患儿,采用 ECMO 治疗,在保证充分氧供的同时,避免了常规机械通气对肺的进一步损伤,并可降低肺血管阻力,为患儿重新建立正常体、肺循环和存活创造了条件。

(2)急性呼吸衰竭、急性呼吸窘迫综合征和急性肺损伤:用于急性呼吸功能衰竭的替代治疗是研制 ECMO 的初衷。一般认为,误吸、创伤、严重肺部感染、脓毒血症等直接或间接造成肺损伤,继而引起的呼吸衰竭和急性呼吸窘迫综合征是 ECMO 的适应证,特别适用于小儿或成年人的急性肺损伤。但作为一种操作复杂、管理繁琐、费用昂贵的治疗手段,临床上通常在常规呼吸支持和辅助治疗无效后才考虑使用 ECMO。临床病例报道显示,采用传统呼吸支持治疗为主的综合治疗,呼吸衰竭患者的生存率为 18% ~ 44%,但同期相同严重程度的呼吸衰竭患者经 ECMO 和保护性机械通气等措施治疗后,生存率可达 66%。因此,在传统方法治疗过程中,如果病情继续进展或伴心血管功能不稳定的呼吸衰竭,为保持良好的气体交换、避免通气过度和气道高压,ECMO 也不失为一种临时挽救生命的手段。目前,对何时该启用 ECMO 尚无统一标准,成人急性呼吸窘迫综合征的一个入选指标是吸入纯氧 2 小时动脉血氧分压(PaO_2)< 50 毫米汞柱。但上述指标的合理性和严谨性仍需进一步评估和统一。由于 ECMO 只是暂时的替代措施,因此不适用于不可逆的心肺脑疾病和预后不良的患者。另外,ECMO 需肝素化,要求被治疗患者无严重出血性疾病和凝血功能紊乱。相对禁忌证包括老年、免疫抑制、脑外伤、左心衰竭、肝素诱导血小板减少症等。

(3)心脏手术:心脏手术病人在 ECMO 治疗期间必须保证正常肺通气以防肺不张,并注意维持正常的血 CO_2 和 O_2 分压。

(4)肺梗死或气道梗阻:对急性肺梗死和气道梗阻的患者,快速建立 ECMO 是一种有效的抢救措施。

(5)心肺移植手术:ECMO 不仅可为晚期心肺功能衰竭等待移植手术的患者争取足够的时间,也可改善全身状况,对预后有利。ECMO 还为顺利渡过手术和术后恢复期保驾护航。肺移植术后的再灌注水肿和呼吸衰竭是临床治疗的难点,因此有人在肺移植术中建立 ECMO 代替 CPB,并将 ECMO 支持时间延长到术后,这对危重患者的管理和肺功能的恢复非常有利,尤其是肺动脉高压行单肺移植者。在心脏移植术后,心肌顿抑常导致顽固性的心功能衰竭,而 ECMO 支持则可为心肌顿抑的恢复创造条件。虽然主动脉内球囊反搏更常用于临床,但它只针对左心系统,不能对严重心力衰竭患者提供足够的循环支持,且在股动脉较细的小儿患者使用受限。在这些情况下,ECMO 能代替球囊反搏或两者联合治疗。

(6)其他:ECMO 在临床难于处理的代谢性酸中毒、心肌炎、顽固性休克、无心跳供体的脏器保护等方面也能发挥其特殊的治疗价值。并发或并存急性肾衰竭、肝衰竭时,需要血液透析治疗,可将血透机或其他支持装置连接在 ECMO 回路上,用于支持多脏器功能。

30. 体外膜氧合在治疗疾病时对人体有什么危害

体外膜氧合早期并发症以出血最多见,以脑出血最为严重。晚期并发症以脑缺血最常见。

(1)出血:ECMO 一般采用全身肝素化,出血不可避免,严重出血将危及患者生命。出血严重时,如果能在呼吸支持下维持生命体征,可考虑终止 ECMO。

(2)脑损伤:新生儿 ECMO 大多经颈部插管建立体外循环,ECMO 结束时需要结扎颈部血管。有一定比例患者,尤其是婴幼儿,在抢救成功后会发生不同程度的脑损伤,包括癫痫、神经运动异常及影响智力等。

(3)血栓:ECMO 中凝血功能发生很大变化,表现在应用肝素后,血液和异物表面接触血小板活性物质释放、凝血因子消耗,使血小板聚集功能下降,但 ECMO 结束 8 小时后血小板的聚集功能和数目可快速恢复正常。

(4)其他:ECMO 除对呼吸进行支持外还可改善循环功能,如缓解心脏缺血症状等。

五、常用家庭呼吸治疗

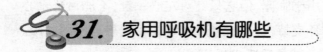

31. 家用呼吸机有哪些

家用呼吸机一般都为无创呼吸机,依照其功能不同分为三种类型:

（1）持续正压（单水平）呼吸机（CPAP）：它是阻塞性睡眠暂停治疗中使用最为广泛的呼吸机，它能够持续地输出一个恒定压力，以维持气道的开放，这个压力在整晚的使用当中都不会改变，适用于绝大部分睡眠呼吸暂停综合征的患者，治疗效果明显，经济实用。但对于肺功能不好或某些中老年患者（患有慢性阻塞性肺疾病），可能会感到呼气时困难，这时需要湿化效果和密闭效果更好的面罩。绝大部分产品具有数据存储功能，基本可以满足病人的需要。

（2）全自动呼吸机（Auto CPAP、Autoset CPAP）：又称智能呼吸机，它同样是一种单水平呼吸机，但是它能自动探测患者气道变化而发生的呼吸暂停及气流降低，然后根据呼吸机内部软件的计算来输出适合的压力，以最小的输出压力达到最佳治疗效果。在患者每一个呼吸循环中吸气和呼气相的治疗压力相同。自动调压呼吸机在治疗过程中是根据气道的堵塞情况自动调整输出压力，相对于定压的单水平呼吸机而言，它是以相对低的有效治疗压力解决患者的气道堵塞问题，因此自动呼吸机舒适性较定压单水平呼吸机要好。同时，这种机器带有数据存储功能，自动记录使用情况、呼吸暂停和低通气指数（AHI）、湿化水平等，功能比较全面。自动呼吸机最大的特点就是使用方便，不需要用户调节。而普通的单水平呼吸机随着体重等情况的改变，需要的治疗压力可能会改变，从而需要再次滴定。

（3）双水平呼吸机（BiPAP、Bi-level）：它是一种功能先进的正压呼吸机，可分别设置较高的吸气压和较低的呼气压，患者在吸气时机器提供较高的吸气压力以保持气道开放，呼气时提供较低的呼气压力，在保证气道开放的同时使患者呼气顺畅。患者在吸气时和呼气时，呼吸机根据设置的压力提供不同的输出压力。在吸气时提供高的吸气压力以支持或改善患者的吸气过程；在呼气时提供一个较小的正向治疗压力以便于患者轻松地将废气排出，同时维持患者气道的正常开放。

双水平无创呼吸机一般根据控制模式不同分为S、T以及S/T三种模式。S模式（又称自主触发模式或同步模式），就是人通过自己的自主呼吸来控制机器的工作（吸气时机器提供吸气压，呼气时机器提供呼气压），机器的工作频率完全由患者自己的呼吸控制,此模式主要适用于具备良好的呼吸触发能力的患者。T模式(又称被动模式或时间控制模式),就是机器根据设定的参数控制人的呼吸,人只能被动的跟随机器的工作,此模式主要适用于呼吸触发能力微弱的患者。S/T模式,就是患者的呼吸频率高于机器的设定值时,机器工作在S模式;当患者的呼吸频率低于机器的设定值时,机器工作在T模式。

双水平呼吸机主要适用于治疗压力比较高的睡眠呼吸暂停患者和单水平呼吸机耐受性比较差的患者,以及心肺功能不好需要无创通气辅助治疗的患者。家庭使用中,实际上绝大部分患者使用S模式的双水平呼吸机。对于病情比较严重需要使用T模式的患者,从安全性考虑建议最好在医院中进行治疗。该机器适合各类呼吸暂停综合征患者及慢性阻塞性肺疾病(COPD)等肺疾病患者,是目前功能最全面的无创呼吸机。

32. 首次使用无创呼吸机应该注意什么

第一次使用呼吸机时,可能会感觉不适,这属正常现象。做几次深呼吸,经过一段时间的自我调整,患者会逐渐适应这种新的感觉。在家使用呼吸机,一般都会有以下情况出现:

(1)夜间起床:如果夜间需要起床,请取下面罩并关掉呼吸机。继续睡眠时,请重新戴好面罩并打开呼吸机。

(2)口鼻部漏气:如果使用鼻罩,治疗期间尽量保持嘴部闭合。口部漏气会导致疗效降低。如果口部漏气问题不能解决,则可以使用口鼻面罩或使用下颚带。

(3)面罩佩戴:面罩佩戴良好且舒适时,呼吸机的疗效最好。漏气会影响疗效,因此消除漏气非常重要。戴上面罩之前,应清洗面部,除去面部过多的油脂,这有助于更好地佩戴面罩且能延长面罩垫的寿命。

(4)口鼻干燥问题:在使用过程中,患者可能会出现鼻部、口部和咽部干燥现象,这一点在冬季更为明显。通常,加上一个湿化器即可消除以上不适。

（5）鼻部刺激:在治疗的前几周,可能会出现打喷嚏、流鼻涕、鼻塞等现象。通常,配置一个高档湿化器即可解决以上问题。

（6）出差或旅游:大部分进口呼吸机有一个内置电源转换器,线路供给的为"110伏,60赫兹"和"220伏,50赫兹",可调节设定所需的电压。国产的呼吸机只有一个220伏的电压档次,如果带机到国外出差,可能会遇到麻烦。

33. 睡觉打鼾的人需要使用呼吸机吗

使用 CPAP 呼吸机后,能够有效地消除鼾声。有夜间打鼾症状者应去医院进行睡眠监测,如果检查出为睡眠呼吸暂停综合征,那么就一定要接受适当的治疗。如果长时间的不予治疗,会引发心脑血管等一系列的疾病,严重者会发生睡眠中猝死。

34. 使用呼吸机多久才能改善全身症状

开始使用呼吸机后,身体的各种症状会逐步得到改善。呼吸机能够保证使用者在睡眠中呼吸道通畅,消除睡眠中间歇性缺氧造成的机体各器官功能不全,从而避免出现其他恶性慢性疾病。

35. 使用呼吸机可以改变白天嗜睡犯困的毛病吗

使用呼吸机能解决睡眠过程中出现的呼吸暂停和低通气,保证良好的深睡眠状态,从而大大提高睡眠质量,大大改善白天嗜睡犯困的毛病,让人第二天拥有良好的精力和精神状态。

36. 呼吸机需要每天使用吗

那是肯定的。对于睡眠呼吸暂停患者,建议每次睡眠的时候都使用呼吸机,否则,睡眠呼吸暂停或低通气现象还会出现。

37. 感冒的时候可以继续使用呼吸机治疗吗

在出现上呼吸道感染、中耳炎或鼻窦炎的时候,应及时到医院治疗,最好在炎症消除后再继续使用呼吸机。如果医生同意继续使用,则要保证在此期间经常清洗面罩和管道,防止感染加重。

38. 使用呼吸机时可以不用加温湿化器吗

一般建议每位睡眠呼吸暂停患者都使用加温湿化器,这样会大大提高使用呼吸机的舒适程度,避免使用过程中出现口腔、鼻腔和喉咙干燥,或打喷嚏、鼻塞和流涕等过敏性不适状况。

39. 使用呼吸机时嘴部漏气怎么办

使用呼吸机时,从嘴部泄漏气流会降低治疗效果。如果使用鼻罩,在治疗过程中要尽量保持嘴部闭合,当然也可以使用口鼻罩或下颌系带来有效地解决嘴部漏气的问题。

40. 呼吸机多长时间需要更换一次空气滤膜

正常使用情况下,空气滤膜应该每3～6个月更换一次,以保证呼吸机良好的治疗效果。如果使用环境灰尘较多,则空气滤膜的更换周期应该相应缩短一些。建议每个月检查一次呼吸机背部的空气滤膜,查看滤膜的微孔中是否存有吸附的灰尘。

41. 选家用呼吸机必须考虑哪三个方面

（1）必须配备人工加温湿化罐：睡眠呼吸暂停患者戴机治疗时呼吸道内气流速度比自然呼吸时要快，类似于乘坐在飞速行驶的敞篷车上张口呼吸，所以吸入的气流必须经过人工增加温度和湿度，才能保证戴机的舒适性，保证治疗效果。有些人认为南方天热潮湿，不需要人工加温湿化。事实上，现在空调普及率相当高，尤其是在南方，室内的小环境早就不是原来的又热又潮。而人的鼻及气道黏膜对空气的温度与湿度的要求远高于人的手、脸等皮肤的要求。所以只有人工加温加湿才能避免因冷气引起的过敏性鼻炎所导致的鼻塞、流鼻涕等不适症状，进而保证疗效。

（2）具有高灵敏度的压力传感管及高性能的电机：由于机械控制方面等的原因，单水平呼吸机的实际压力也会随着戴机者的呼吸而上下波动，而不会是理想状态的一条直线。吸气时由于容量变大，面罩处压力会瞬时下降。如果仪器的压力传感不敏感及电机补偿功率不够大，则仪器的压力会下降较大幅度（10%～15%）；而呼气时，由于容量变小，面罩处压力会瞬间上升（10%～15%），如果仪器的压力传感不敏感及电机可操控性不好，则仪器的压力会大幅上升。

（3）具有强大的漏气补偿功能：由于戴机者夜间翻身，面罩会不可避免地出现漏气，如果仪器不具备漏气补偿功能或漏气补偿功能不够强大，稍有漏气，面罩内的压力即大幅下降，就出现使用者戴着仪器打鼾的现象。

42. 怎样正确使用呼吸机

（1）首次使用呼吸机时，首先要先开、关机一次，确定能否正确掌握开关机，同时检查机器能否正常工作。如有问题及时和销售商或厂家联系。

（2）使用前详细阅读产品使用说明书,按照说明书内的使用图示连接好呼吸机、加湿器、鼻罩或口鼻罩。

（3）将鼻罩或口鼻罩戴好,调整好头带松紧。头带的松紧一般以面罩对患者相应部位没有压迫感为宜,但也不能过松以免产生漏气。

（4）确定加湿器内已经加有纯净水或蒸馏水,且不能超过规定位置。

（5）启动呼吸机,感觉一下呼吸机工作是否存在异常,如无异常便可放心使用。

（6）在使用过程中患者如要暂时脱离机器,最好先关掉机器、摘掉鼻罩或口鼻罩后再离开,回来后先戴好鼻罩或口鼻罩,再重新开机使用。

（7）每天最好清洗一次面罩,每三天清洗一次过滤片和管道。清洗方法可参照呼吸机附件消毒方法。

（8）每天更换加湿器内的水,以不超过水位线为宜。

（9）每半年或一年要对机器进行一次维护。需维护时可以与销售公司或厂家联系。

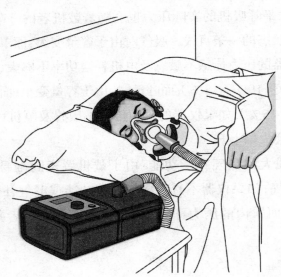

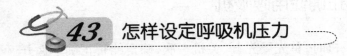

43. 怎样设定呼吸机压力

要消除睡眠呼吸暂停,需要的压力值会随睡眠时的体位不同而不同,同一个患者在不同睡眠期需要的压力值也不是一个恒定的数值。设定的CPAP呼吸机压力过高,患者不易耐受,容易造成治疗失败;压力值过低,则不能彻底消除睡眠呼吸暂停而达不到最佳治疗效果。设定合适的持续气道正压通气压力水平,是保证成功治疗的关键,理想的压力水平是能够防止在各睡眠期及各种体位睡眠时出现的呼吸暂停所需的最低压力水平,同时这一压力值还需能够消除打鼾。保持整夜睡眠中的血氧饱和度水平大于0.90是成功治疗设定的主要指标。如果最低血氧饱和度小于0.90,则说明压力设定不足;如果最低血氧饱和度大于0.9,无明显血氧波动,且患者无不适应感,则压力设定合适。所以要知道适合自己的压力值,必须到睡眠监测室滴定,不要自己或非专业人士设定。

44. 什么情况下呼吸机压力需要增高

(1)仰卧位睡眠时,所需压力要比侧卧位睡眠时高。

(2)在快速动眼睡眠期,所需的压力要比非快速动眼睡眠期为高。

(3)患者劳累后,对压力值的需求也会提高。

(4)大量饮酒后,所需压力要高。

(5)感冒或鼻炎发作时,鼻阻力增加,需要的持续气道正压通气压力增高。

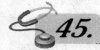

45. 上牙完全脱落的患者怎样使用呼吸机

呼吸机鼻罩的下部有赖于上牙槽的支持,才能防止漏气。上牙全部脱落的睡眠呼吸暂停综合征患者,鼻罩不易密封,必须先镶牙后才能使用CPAP呼吸机,或者使用鼻口面罩。

46. 中枢型睡眠呼吸暂停综合征患者怎样选呼吸机

中枢型睡眠呼吸暂停综合征患者少见,不足全部睡眠呼吸暂停综合征患者的 10％，应用 CPAP 呼吸机治疗也有效。最好选用双水平具有同步 - 指令（S/T）功能的呼吸机。S/T 模式，就是患者的呼吸频率高于机器的设定值时，机器工作在 S 模式，与患者的呼吸频率一致，实现同步呼吸；当患者的呼吸频率低于机器的设定值时，机器工作在 T 模式，即指令通气模式。

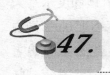

47. 甲状腺功能减退引起的睡眠呼吸暂停患者怎样使用呼吸机

服用甲状腺素是根本的替代治疗方法，应在口服甲状腺素之前行呼吸机治疗，以减轻患者的缺氧症状，改善心脏功能。在血中的甲状腺激素达到正常水平后，再次行多导生理记录仪睡眠呼吸监测。如果睡眠呼吸暂停消失，可停止应用呼吸机治疗；如果仍频繁发生睡眠呼吸暂停，需长期应用呼吸机治疗。

48. 慢性支气管炎、肺气肿患者合并睡眠呼吸暂停综合征时怎样使用呼吸机

这类患者常需要在呼吸机治疗的同时，给予持续低流量的吸氧。有些伴血二氧化碳明显升高的患者，最好使用双水平呼吸机。即使比较轻的睡眠呼吸暂停患者，单纯吸氧也有引起二氧化碳潴留加重的危险，加上这些患者心肺功能不全，应用双水平呼吸机治疗有好处。

49. 长期应用 CPAP 呼吸机是否会产生呼吸机依赖

很多睡眠呼吸暂停综合征患者都会担心长期应用呼吸机会产生依赖，就像长期服用安眠药会成瘾一样。确实，很多睡眠呼吸暂停综合征患者在应用呼吸机以后感觉特别舒适，不想放弃使用，但这与服安眠药成瘾不同，

经过呼吸机治疗以后,机体的状况要比治疗前好许多。如果有其他更好的治疗手段来替代呼吸机,完全可以离开它。

50. 睡眠呼吸暂停患者需要使用无创呼吸机时可以同时吸氧吗

有一些睡眠呼吸暂停综合征患者病情较重或同时有严重的心肺疾病,需要在无创呼吸机治疗的同时吸氧,呼吸机的吸气管道及鼻罩上都有可以与氧气管相连的接口,可以满足患者的这一要求。

51. 正常使用呼吸机时突然停电或发生机器故障是否会引起生命危险

目前还没有利用电池做动力的呼吸机,在停电后,呼吸机即停止工作。但由于鼻罩只封闭患者的鼻通气道,并不影响患者的经口呼吸,所以一般不会出现生命危险。

52. 小儿可以使用 CPAP 呼吸机吗

小儿及青少年患者的睡眠呼吸暂停多为上气道的解剖异常所致,外科手术可取得良好的疗效。如果有必要应用呼吸机,可选择适合小儿的特制鼻罩,并需要家长的配合及严密监护。国内外都有在小儿中长期应用呼吸机治疗睡眠呼吸暂停综合征的报道。

53. 呼吸机治疗"睡眠反跳"是什么意思

呼吸机治疗的初期会出现睡眠反跳。重症睡眠呼吸暂停综合征患者在呼吸机治疗的初期,会出现快速动眼睡眠(REM 睡眠)及Ⅳ期深睡眠异常增多,即所谓"睡眠反跳"。REM 睡眠可不间断地持续 1~2

小时,远较正常睡眠周期中的 REM 睡眠持续时间为长,这种现象就是为了偿还多年来欠下的"睡债"一样。"睡眠反跳"具有重要的生理及病理意义。因为在 REM 睡眠期,患者对多种刺激的反应能力下降,很难觉醒,如果呼吸机的压力不够,患者还会出现呼吸道的阻塞甚至呼吸暂停,引起程度严重、持续时间长的严重缺氧,所以在治疗的初期应进行严密地观察随访,设定足够克服 REM 睡眠期呼吸道阻塞的呼吸机压力,对保证患者的生命安全十分重要。睡眠反跳持续的时间一般为 1 周左右。

54. 鼻罩漏气怎样处理

鼻罩漏气是使用无创呼吸机治疗睡眠呼吸暂停综合征时常遇到的问题。患者本人最直观的感觉是鼻罩与皮肤的接触部位因冷风刺激而不适。漏气还使鼻罩内的压力达不到预定压力而影响治疗效果。当患者自我感觉鼻罩周围的皮肤发凉时,证明有漏气。使用的鼻罩大小不合适、头带的松紧度不合适、上下头带用力不均衡,都会造成漏气。此外,如果鼻罩上的测压孔未封闭,也会产生漏气。

防止漏气的关键在于选择大小合适的鼻罩,头带松紧适度。许多患者都错误地认为,头带勒得越紧,越不易发生漏气。其实不然,鼻罩的软垫具有较强的弹性,只要松紧适宜,一般不易漏气,如鼻罩的下方漏气,既可能与下方的头带太松有关,也可能与上方的头带太紧有关,有时只需适当放松上方的头带即可解决问题。旧的鼻罩可因吸收皮肤的油脂或不断清洗、养护不好而发生老化,弹性减退。一个硅胶鼻罩的使用寿命一般为 12～18 个月,应及时更换。

55. 使用呼吸机的患者怎样消除恐怖感

有些患者刚刚带上鼻罩,施加一个很小的呼吸机压力就感到十分害怕,自觉憋气不适。这种现象一般不是由于压力太高所致,只是一种暂时的不适应现象。患者应该努力调整自己的心态,使心情平静,按自己平常的节律呼吸。应该明白,呼吸机只是一种呼吸辅助装置,呼吸的节律完全由患者自己控制。有时尽力加深、加快呼吸以期与呼吸机配合,反而会加重不适感觉。

第四部分 其他辅助治疗

一、支气管清洁疗法

1. 什么是支气管清洁疗法

支气管清洁疗法(BHT),也叫做胸部物理治疗(CPT),是指一类旨在帮助清理气道分泌物,改善通气功能,增加呼吸机功效及协调性的技术。常用的 BHT 技术包括:①呼吸锻炼,包括膈式呼吸、前倾体位和缩唇呼气等;②叩击和振动胸部;③治疗性体位;④指导性咳嗽;⑤呼气正压。主要以充分地将呼吸道分泌物引流出来,使气道通畅,以利于感染的控制和改善气短的症状为主要目的。

2. 为什么要清洁支气管

(1)防止气道的分泌物聚集:常可以用于需进行或已完成高危手术的患者,或者患有神经肌肉疾病、呼吸道廓清能力受损的患者。

(2)改善通气的分布:当通气/灌注比例失衡,肺的气体交换异常时,进行 BHT 可达到解决上述问题的效果。

(3)改善分泌物的运动:对于出现囊性纤维化、支气管扩张的患者,以及易引起分泌物黏稠、容量增多的患者,BHT 可以有效地改善症状。

(4)促进有效的呼吸方式:当呼吸肌的有效应用受到损害时,改进呼吸方式可以减小其影响。

(5)改善心肺对运动的耐受性。

3. 什么情况下要做支气管清洁

急性情况:①急性起病并伴有大量分泌物;②急性呼吸衰竭同时出现大量分泌物潴留;③急性大叶性肺不张。

慢性情况:①慢性疾病合并大量分泌物:当产痰量大于 30 毫升 / 天时,BHT 可以显著改善分泌物的清除,一般可用于支气管扩张症、囊性纤维化、某些产痰量较多的慢性气道炎症的患者;②慢性阻塞性肺疾病(COPD)平稳期:可减轻呼吸困难,改善运动耐力,减轻病残程度。

4. 支气管清洁疗法可以预防性应用吗

以下患者可以预防性应用:

(1)发生手术后呼吸并发症的高危患者:常见的术后肺部并发症有肺不张、胃内容物误吸和肺炎。有研究显示,慢性阻塞性肺疾病患者外科手术后若结合应用支气管清洁疗法(BHT)与肺容积扩张疗法,可显著降低以上并发症的发生率。老年患者因自主咳痰能力较弱,故在术前或术后立即予以 BHT 治疗,可降低术后肺不张的发生率。但是,并不主张外科手术后患者常规施行 BHT。

(2)患有神经肌肉功能障碍的患者:由于咳嗽能力减弱,这类患者发生分泌物潴留的危险性增加,同时,其患肺泡萎陷以及进行性肺不张的可能性均增加,可以通过 BHT 降低上述问题发生的概率。

(3)预防慢性肺疾病的加重:目前尚无可靠数据证实进行 BHT 有益于慢性肺疾病,但是有数据显示,没有进行 BHT 的囊性纤维化患者,其肺功能呈进行性恶化趋势。

5. 支气管清洁治疗的方法有哪些

(1)呼吸锻炼:进行有效的呼吸,增强呼吸肌,特别是以增强膈肌的肌力和耐力为主要原则,以减轻呼吸困难、提高机体活动能力、预防呼吸肌的疲劳、防治呼吸衰竭以及提高患者生活质量为目的的方法。常见的呼吸锻炼有:①呼气性呼吸运动;②控制性慢而深呼吸;③腹式呼吸。

(2)叩击和振动胸部:对胸壁施加机械能力以加强气道分泌物的廓清。叩击是为了让潴留的分泌物从支气管壁上松解,宜于咳出,而振动是为了让分泌物在呼气时更好地向中心气道移动。

(3)治疗性体位:是指依靠重力来达到治疗目的的方法。其治疗目的包括:①促进肺的扩张和防止分泌物潴留;②改善动脉血氧合;③帮助移动分泌物;④缓解呼吸困难。

(4)指导性咳嗽:医务人员指导和训练患者,让其自己有意地去做一套动作,从而达到清除气管内分泌物的目的。

(5)呼气正压。

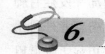

6. 呼气性呼吸运动都有哪些

(1)缩唇呼吸:患者取端坐位,双手扶膝,舌尖放在下颌牙齿内底部,舌体略弓起靠近上颌硬腭、软腭交界处,以增加呼气气流的阻力,口唇缩成"吹口哨"状。吸气时让气体从鼻孔进入,这样吸入肺部的空气经鼻腔黏膜的吸附、过滤、湿润、加温可以减少对咽喉、气道的刺激,并有防止感染的作用。每次吸气后不要忙于呼出,宜稍屏气片刻再行缩唇呼气,呼气时缩拢口唇呈吹哨样,使气体通过缩窄的口形徐徐将肺内气体轻轻吹出,每次呼气持续4～6秒,然后用鼻子轻轻吸气。要求呼气时间要长一些,尽量多呼出气体,吸气和呼气时间比为1：2。按照以上方法每天练习3～4次,每次15～30分钟,吸气时默数1、2,呼气时默数1、2、3、4,就能逐渐延长呼气时间,降低呼吸频率。

(2)用力呼气腹式呼吸:为了增强腹壁肌肉的收缩力,可进行用力呼气腹式呼吸。此技术可用于肌肉协调性差而限制运动能力或呼气肌特别无力导致无效咳嗽的患者。

患者的一只手置于上腹部,以便将注意力集中到腹部。从静息水平的呼气开始,同时逐渐紧缩上腹,有意识地用力,尽可能长地延长呼气,在呼气末,经鼻流畅地吸气,同时让上腹膨出。

另一种做法是,患者坐在靠背椅上,双手自然下垂以放松胸部的骨骼肌,缩唇缓慢呼气的同时,躯体缓慢前倾,收缩上腹,呼气末时,躯体应完全屈曲。然后,经鼻吸气的同时,躯体回升,随着肺的充气腹部膨起,当吸气完成时,患者应恢复到原来的垂直体位。

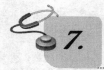

7. 控制性慢而深的呼吸对于慢性阻塞性肺疾病患者有哪些好处

慢性阻塞性肺疾病(COPD)患者一般呼吸浅快,如果能反其道而行之,进行有控制性的慢而深的呼吸,就能够减少阻力和死腔通气。较长时间的吸气有利于气体在肺内的均匀分布和改善通气/灌注比例;同时,深呼吸后可使原来闭合的基底部气道开放,延长呼气时间,有利于消除肺内的气体陷闭。但是,深而慢的呼吸并不是COPD患者理想的呼吸方式,主要原因是不容易做到和不能长久地坚持。

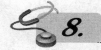

8. 腹式呼吸能缓解气短吗

腹式呼吸,也叫膈式呼吸。COPD患者由于膈肌受肺的过度膨胀影响,膈面变平坦,活动度减低,膈肌收缩的效率降低。严重者膈肌无力,出现矛盾性吸气运动。腹式呼吸锻炼的目的,是增加膈肌的收缩能力和收缩效率,变患者的胸式呼吸为腹式呼吸。膈式呼吸锻炼的关键,在于协调膈肌和腹肌在呼吸运动中的活动。呼气时,腹肌收缩帮助膈肌松弛,随腹腔内压增加而上抬,增加呼气潮气量;吸气时,膈肌收缩下降,腹肌松弛,保证最大吸气量。

锻炼步骤如下:①将左、右手分别按在上腹部和前胸部,以便观察锻炼时胸腹的呼吸运动情况,放松胸壁和辅助呼吸肌;②患者采取较慢较浅的呼吸,经鼻缓缓吸气,经缩唇的口慢呼气,吸气时有意地尽力应用膈肌,达到上腹部最大隆起;③呼气时应用腹肌收缩推动膈肌上移,以帮助排气和膈肌休息,如腹肌无力,可在下腹部放置 2～3 千克重物;④呼吸期间,保持胸廓最小的活动幅度或不动;⑤掌握了半卧位或卧位的膈式呼吸方法以后,可应用于坐位、前倾位或者立位时的膈式呼吸。

大多数坚持膈式呼吸的患者,都可取得较好的效果,呼吸困难和疲劳的症状得到缓解,运动耐力提高,自觉呼吸功能有改善。

9. 什么是侧肋呼吸运动

侧肋呼吸运动是为了增大腹式呼吸,是腹式呼吸的改进,是通过肋缘的扩张和收缩来增加膈肌的运动。对于进行了腹部外科手术的患者,侧肋呼吸运动能更好地改善通气。

操作技术:呼吸治疗师将双手掌贴置于患者的下肋缘,在呼气末开始加压,指示患者在下肋和腰部周围做呼吸用力和努力将手推开,引导患者的注意力集中于该区域。当吸气开始时,呼吸治疗师逐渐增加手控压力至正在扩张的肋骨,同时鼓励缓慢地深呼吸。最后教患者自己用手完成上述动作。

10. 如何叩击和振动胸部

叩击是将手掌微屈凹陷,以腕部运动来叩击患者胸部,或者用机械排痰仪等机械性器具以达到振动患者胸壁的目的。频率约 5 赫兹(1 赫兹 = 1 次 / 秒)。重点叩击需要引流的部位,最好沿着支气管的大致走行从上往下拍,叩击时间为 1～5 分钟。切记不要在脊柱、胸骨、肾脏上软组织或者其他重要器官区叩击。

振动是用双手掌交叉重叠,类似于心肺复苏,在引流肺区带间歇性施加一定压力,振动频率 10～15 赫兹。摇动则是晃动患者身体,常用于松解气道分泌物。

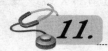

11. 叩击的适应证和禁忌证有哪些

适应证:对于某些患者,叩击和振动可增加痰量;同时,需要体位引流和咳嗽单独应用不能移动气道分泌物的患者,可进行叩击和振动治疗。

禁忌证:皮下气肿;最近进行过脊柱硬膜外注射或脊柱麻醉;近期在胸部有皮肤移植片或皮瓣;胸部烧伤,或有开放伤口和皮肤感染;近期安放了经静脉的或皮下的起搏器;怀疑肺结核;肺挫伤;支气管痉挛;肋骨的骨髓炎;严重的骨质疏松症;凝血障碍;主诉有胸壁疼痛。

12. 什么是体位引流

体位引流是依靠重力作用促使各肺叶或肺段气道分泌物的引流排出。常用于各种支气管 - 肺疾病并伴大量痰液的患者。原则是将病变部位放在高位,使引流支气管的开口位置向下。上叶病变可取坐位或者半卧位,中、下叶各肺段的引流取头低脚高位和各种不同身体转动的角度。一般倾斜度为 10° ~ 45°。

适应证:①难以廓清气道分泌物,成人每日产痰量大于 25 ~ 30 毫升;②由于黏液栓而发生肺不张;③诊断支气管扩张症、肺脓肿、囊性纤维化等疾病;④气道异物。

绝对禁忌证:绝对禁忌证为头颈部损伤尚未固定,有活动性出血并伴血流动力学不稳定。

相对禁忌证:颅内压增高 > 20 毫米汞柱,近期脊柱手术或急性脊髓损伤;意识模糊或焦虑、心绞痛、不稳定的心律失常、充血性心力衰竭、脓胸、不能耐受体位改变者、高龄、凝血障碍、大量胸腔积液、支气管痉挛、肺栓塞、心源性肺水肿、支气管胸膜瘘、有外科手术伤口或正在愈合的组织、肋骨骨折、腹部膨隆、没有控制的高血压、食管外科手术、活动性咯血。

体位引流一般 2 ~ 3 次 / 天,总时间 30 ~ 45 分钟,每种体位 5 ~ 10 分钟。一般于清晨应用效果最佳。

增加痰量、呼吸音改善、重要的体征恢复正常、异常的胸部 X 线改变消失、血气值或氧饱和度改善或恢复正常、通气机指标改善、患者的症状改善、反应良好提示体味引流效果好。

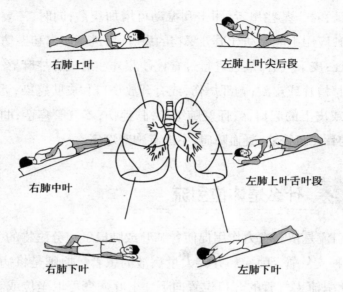

右肺上叶　　　　　　　　　　左肺上叶尖后段

右肺中叶　　　　　　　　　　左肺上叶舌叶段

右肺下叶　　　　　　　　　　左肺下叶

13. 松弛性体位有什么作用

患者上身前屈,腰部放松,腹肌松弛,有利于膈肌下降;双上臂固定于高位,可以有效地应用辅助吸气肌,尤其是胸部的肌群。这种体位与缓慢呼吸方式相结合,有助于减低呼吸功,增加潮气量。

14. 什么是指导性咳嗽

指导性咳嗽是指患者在医务人员的指导下,有意识地做一系列动作,以帮助自主咳嗽反射功能较差的患者清除气管内分泌物。

具体步骤为:①患者坐位或者立位,上身躯体前倾;②缓慢地深吸气,屏气,然后张口,连续咳嗽 3 ~ 4 声,咳嗽时收缩腹肌,或自己用手按压上腹部;③停止咳嗽,做缩唇呼吸的动作,将余气呼尽;④再缓慢深吸气,重复以上动作,连续做 3 次;⑤如若深吸气诱发咳嗽,可间断吸气予以改善。

15. 哪些患者可以进行指导性咳嗽，哪些患者不能做呢

指导性咳嗽的适应证为：需要协助廓清中心气道的分泌物者；肺不张患者；需要预防术后肺部并发症者；囊性纤维化、支气管扩张症、慢性支气管炎、坏死性肺感染或脊髓损伤患者；为明确肺部感染的病原学证据，需获得痰标本者等。

以下患者不能进行指导性咳嗽：颅内压增高或已知的颅内动脉瘤者；没有得到有效控制的由飞沫传播的感染者；明显的冠状动脉血流灌注不足者；急性不稳定的头部、颈部、脊柱外伤者。

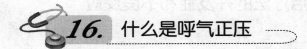

16. 什么是呼气正压

呼气正压是指在控制呼吸或辅助呼吸时，在呼吸道保持一定的正压，从而使肺泡扩张，功能残气量增加，以改善通气和氧合。

17. 支气管清洁疗法可以应用于哪些肺部疾病

（1）慢性阻塞性肺疾病（COPD）：有研究显示，支气管清洁疗法（BHT）可增加肺内中心和周边肺区带的黏液廓清，以体位引流和有效咳嗽效果最佳。

（2）支气管扩张：支气管扩张患者的支气管黏膜廓清功能明显低于正常人，而体位引流是支气管扩张治疗的基本措施。已有文献报道，体位引流时加用叩击和震动可增加痰的排出量，但支气管扩张合并咯血的患者需酌情应用。

（3）囊性纤维化：BHT是治疗囊性纤维化的基本措施之一，应终身应用。该类患者常继发感染，而BHT正好能增加气道分泌物的廓清和感染的控制，并可改善大气道和小气道的功能。

（4）支气管哮喘：只有在持续哮喘或者哮喘持续状态，患者的气道（主要是小气道）会被黏稠的痰栓阻塞时，才可以用 BHT。

（5）四肢瘫痪和其他神经肌肉疾病：此类患者的呼吸肌力量减弱，不能进行有效咳嗽和深呼吸，尤其是颈段脊髓损伤可引起所有的呼气肌麻痹而损害咳嗽功能，患者也许需要机械通气，为了预防肺部感染及其他肺部并发症，可予以经常变换卧床体位，做深呼吸锻炼、辅助咳嗽和其他 BHT 技术，如体位引流及胸部叩击等。

（6）肺脓肿。

（7）阻塞性肺不张（气道分泌物阻塞）。

（8）危重症患者。

18. 支气管清洁疗法的并发症和不良反应有哪些

①出血；②肋骨骨折；③心律失常；④颅内压增高；⑤低氧血症；⑥心输出量减低；⑦损害冠状动脉及脑血流灌注；⑧气道阻力增加；⑨神经系统症状；⑩导管移位。

二、肺部疾病的营养疗法

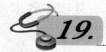

19. 肺部疾病的营养疗法有哪些必要性

营养是人体所不可缺少的，而氧气又是完成营养代谢过程必不可少的物质，氧气由肺摄入，且代谢的终极产物二氧化碳又需要肺排出。一旦缺氧，生命就会很快终结。显然，营养治疗可以有效地改善全身状况，同时也可以改善肺部功能。在 19 世纪初期，人们已经注意到严重的肺气肿患者多为瘦体型者。有研究显示，COPD 患者有明显的体重减轻。而流行病学研究显示,COPD 患者呼吸衰竭的发生率和病死率都显著增高,而急性呼吸衰竭需要行机械通气者则因迅速进入中、重度的混合营养不良而降低抢救成功率。因此,营养疗法的目的就是通过对患者营养状态的评估,确定营养不良的类型和程度,并在此基础上,结合患者的全面情况,设计合理而有效的营养处方和患者能够接受的经消化道、静脉或者两者相结合的实施方案,从而改善患者状况并逆转上述恶性循环。

20. 营养与呼吸肌有什么关系

营养不良时呼吸肌萎缩,功能减退。慢性气流阻塞致呼吸功增加,肺过度膨胀的机械作用也增加呼吸功。气道狭窄时气体进入肺泡需要较高的压力。肺过度膨胀导致呼吸肌纤维在未得到充分松弛后即开始收缩,造成呼吸肌纤维长度、张力关系不正常。呼吸肌纤维长度与其大小和热能供应有关,营养不良时两者均有改变。营养不良时膈肌的能量代谢障碍,表现为呼吸时跨膈压下降,膈肌耐力下降。

21. 肺部营养不良有哪些临床表现

（1）食欲减退:原因不明,可能与味觉有关。COPD 患者呼吸功增加,能量消耗多,若摄入不足,导致营养不良。

（2）胃肠功能紊乱:慢性肺疾病常伴有胃肠功能紊乱/溃疡等疾病的发病率增加,这可能与支气管舒张剂、皮质激素对胃的刺激以及慢性缺氧有关。

（3）餐中呼吸困难:据文献报道,慢性阻塞性肺疾病（COPD）患者进餐中呼吸困难加重。这种呼吸困难与摄入食量有关,也可能是因为进食与呼吸相竞争的结果。

（4）体重减轻:COPD 患者多有体重减轻。一般情况下,COPD 患者的体重若降低 20% 预示预后不良,呼吸衰竭和死亡的危险性增加。

（5）呼吸肌萎缩:营养不良时,由于脂肪利用有限,机体不得不利用肌肉蛋白分解供能,这就导致呼吸肌消耗,肌力和耐力减退。

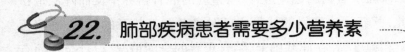

22. 肺部疾病患者需要多少营养素

(1)蛋白质:正常成人每日需要蛋白质 0.8~1.0 克 / 千克,总热量与氮比例为 1.26 兆焦(300 千卡):1 克。人体蛋白质的正常合成量每日约 300 克。消化道每日脱落的细胞和分泌的消化酶约含蛋白质 70 克,肠道对这些蛋白质的再吸收率很高,所以每日从粪便中丢失的蛋白质不超过 10 克。

(2)脂肪:每克脂肪供 37.656 焦(9 千卡)热能,在体内能完全氧化成水和二氧化碳。因此,在呼吸衰竭合并肾功能障碍导致蛋白质有毒代谢产物蓄积时,补充脂肪有益。成人每日输入量为每千克体重 2.5 克,儿童每千克体重 4.0 克。需要注意的是,以脂肪乳剂提供的热量为所需能量的50%,连续应用 1 周,血中甘油三酯的含量并不升高。

(3)碳水化合物:人体内大多数细胞均依赖碳水化合物供能,但它在体内的贮存量少,禁食情况下,所提供的能量不足以消耗 12 小时。而且,在严重的肺部感染时,果糖可诱发弱酸性酸中毒,因此,葡萄糖仍然是理想的碳水化合物。

(4)维生素:水溶性 B 族维生素和维生素 C 的毒性小,患病时需要量大,因此补充较大剂量,不会出现严重危险。以下是重症患者每日所需的维生素量:

重症患者每日所需维生素量

维生素	每日需要量(毫克)
水溶性	
维生素 B_1	25
核黄素	25
烟酸	200
泛酸	50
吡哆醇	50
叶酸	2.5

续表

维生素	每日需要量(毫克)
抗坏血酸	500 ~ 1000
脂溶性	
维生素 A	500
维生素 D	400
维生素 E	100
维生素 K	10

（5）无机盐：应激状态，如重症肺部感染、急性呼吸衰竭时，无机盐的消耗较大，需要量增加。但所有元素补充过量都有一定的毒性，临床上应予以注意，不可盲目补充。因此，在临床上需要予以无机盐补充时，可酌情补充。

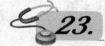 **23.** 如何评价肺部疾病患者的营养状态

（1）营养状况调查：①健康史；②体格检查；③个人和家庭情况；④膳食习惯。

（2）营养状况的生理指标

1）化学稀释法细胞群测定：本法的原理是依据细胞群总体含水量为70％，测定某人细胞内的含水量，根据公式细胞群＝细胞内含水量 ×70％而计算。

2）体重、标准体重百分率(％IBW)和最小理想体重百分率(％MAW)

％IBW ＝实际体重/中位标准体重 ×100％ MAW ＝实际体重/正常最低限体重 ×100％

3）皮褶厚度测定：这是评价体脂储备的常用方法。一般测量部位是三头肌部、肩胛下部、腹部、上臂部和上臂肌围。三头肌部在上臂背侧中点上 2厘米。被测者上臂自然下垂，测定者以左手拇指与另四指将皮肤连同皮下脂肪提起呈褶皱，用皮褶厚度测量尺测量。肩胛下部在左肩胛骨下方2厘米，被测者上臂自然下垂，测法同上。皮褶厚度的评价指标是：三头肌 + 肩胛下

部,男 > 40 毫米,女 > 50 毫米为肥胖;男 10 ~ 40 毫米,女 20 ~ 50 毫米为中等;男 < 10 毫米,女 < 20 毫米为瘦弱。

4）生物阻抗法:在被测者手和脚特定部位接上 4 个电极,在远端电极上通过 800 皮安、50 赫兹的电流,在近端的电极上检测电压的电位差,通过回归方程式计算组织含量。

5）中子活化法:将人体置于中子发射器前,使体内的原子（如氮原子）被激活而产生放射性,再检测具有放射活性的氮原子即可推测机体的总氮含量,进而求得机体总蛋白质及无脂组织含量。

6）肌酐身高指数（CHI）:收集 24 小时尿,求出每千克体重每 24 小时尿排出的肌酐毫克数,与标准比较。

7）内脏蛋白测定。

8）氮平衡测定

氮平衡 = 24 小时摄入蛋白量（克）/6.25–（24 小时尿中尿素氮 +3）。

9）代谢率测定。

10）呼吸商。

24. 营养治疗有哪些途径

胃肠道营养和胃肠外营养（静脉高营养）两种。

25. 如何进行胃肠道营养疗法

胃肠道营养疗法既符合生理需要,容易满足患者热量和蛋白质的需求量,又可避免各种并发症。

适应证为:①临床上严重营养不良,血清白蛋白低于 30g/L;②中度营养不良并在 2 ~ 4 周中膳食摄入量减少;③起初检查正常,但未予以营养支持,在病理过程中发展为营养不良。

禁忌证为:真性麻痹性肠梗阻、严重腹腔感染等。

具体做法有:①口服营养;②鼻饲;③要素营养。

26. 什么是胃肠外营养

当机体不能通过胃肠摄取食物营养时,通过静脉输入营养液的方法叫做静脉高营养,又称胃肠外营养(TNP)。胃肠外营养又可分为一般静脉营养和完全静脉营养两类。一般静脉营养是通过外周静脉输入营养液(以葡萄糖为主)。完全静脉营养是通过深静脉输入高营养液(包括氨基酸、必需脂肪酸、维生素、电解质和微量元素等),可满足患者高营养的需求。但此法要求一定的设备条件,操作技术难度较大,无菌操作要求严格,易并发感染及合并症,所以必须严格掌握适应证,并做到选择合适营养制剂、合理选择静脉、定时监测和加强护理。

静脉营养的能源物质最早是以葡萄糖溶液为主,之后是麦芽糖、果糖、糖醇等。乳化脂肪由植物油、乳化剂、水及张力剂组成。其体积小,供给热能多,同时供给必须脂肪酸,并以等渗形式出现,可从周围静脉输注。氮类物质主要是水解蛋白和结晶氨基酸。水解蛋白的原料主要是酪蛋白和血纤维蛋白。结晶氨基酸原料纯净,其氨基酸组成可人工配制。静脉营养中常使用氨基酸制剂,其目的是提供生理上适宜的蛋白质营养。适当的氨基酸制剂应当含有适量的必需氨基酸与非必需氨基酸,避免氨基酸之间不平衡与相互拮抗。氨基酸制剂分为水解蛋白注射液与结晶氨基酸混合液两种。为了保证静脉输注的氨基酸得到充分的利用,必须同时输注糖类及乳化脂肪以满足热能需要,热能与氨基酸的比值应为 120：1 或 200：1 才能使氨基酸最大限度地被利用,每日还应至少供给糖类 100 克(或者热能的20％来自糖类),这样才能避免酮病的发生。但需要注意的是,高营养液应以均匀速度滴入,速度过快易产生血糖过高、糖尿、渗透性利尿和脱水。

27. 胃肠外营养的常见并发症有哪些

(1)感染:最常见和最严重的并发症为败血症,其原因是营养液中营养素比较齐全,是良好的微生物培养基,易被污染。

(2)置管并发症:周围静脉穿刺可引起气栓、导管栓塞、营养管局部外流、血栓性静脉炎或静脉血栓及塑料导管反应等。

（3）代谢并发症：高血糖、高血氯代谢性酸中毒、高血氨症、低磷血症。

三、呼吸系统疾病的免疫治疗

28. 常见的免疫药物有哪些

免疫药物分为免疫调节剂和免疫抑制剂。

免疫调节剂是指能调节、增强、兴奋和恢复机体免疫功能的一类药物，临床上主要用于肿瘤、感染、自身免疫性疾病及免疫缺陷病的治疗。免疫调节剂一般包括细胞因子、胸腺肽、细菌制剂和化学合成药等。

免疫抑制剂是下调免疫功能的药物，目前临床上主要有：①影响抗原处理、表达及呈递的药物，如单克隆抗体、糖皮质激素、抗淋巴细胞血清及抗淋巴细胞球蛋白等；②细胞因子合成抑制剂，如环孢素 A、他克莫司等；③细胞信号转换抑制剂，如西罗莫司；④细胞毒药物，如硫唑嘌呤、甲氨蝶呤、环磷酰胺等。

29. 支气管哮喘的免疫治疗有哪些

支气管哮喘的病理生理学基础为气道变应性炎症，所以，抗炎治疗是其治疗原则，而通过免疫治疗可以在发病早期阻断气道变应性炎症的发生。一般分为特异性免疫治疗和非特异性免疫治疗。

30. 什么是支气管哮喘的特异性免疫治疗

目前该治疗的机制尚不明确。早期认为，特异性免疫治疗后可产生封闭抗体，血清抗原特异性 IgG1 和 IgG4 抗体增高，抑制特异性 IgE 的产生，降低嗜酸性粒细胞的组胺释放能力和嗜酸性粒细胞对变应原的敏感性,增加抗原特异性 T 抑制细胞的功能。

31. 特异性免疫治疗的适应证和禁忌证有哪些

适应证:已明确为致敏原引起的过敏性哮喘、季节性过敏性哮喘、对吸入糖皮质激素和支气管扩张剂仍不能完全控制的过敏性哮喘。

禁忌证:致敏原未明确;非 IgE 介导的哮喘;重症哮喘在治疗后 1 秒率仍低于 70% 者;5 岁以下儿童及妊娠期患者。

32. 如何减敏

减敏常用的过敏原有尘螨、花粉、动物毛皮、霉菌、屋尘、昆虫排泄物、食物等,要根据患者具体的致敏原来决定。

常用的减敏疗法有:①常规免疫治疗:分为脱敏阶段和维持治疗阶段,脱敏治疗一般为 5~8 个月,而维持治疗一般时间较长,1~5 年甚至更长。②突击免疫治疗:每日 1 次注射法,1 个月后达到维持剂量;或者每日多次注射,每 2 小时一次,每日 6~8 次,8 天左右达到维持剂量。③口服免疫治疗。④吸入免疫疗法。⑤舌下免疫疗法。

一般情况下,达到以下指标可酌情停止:①过敏原皮试由阳性转为阴性;②血清 IgE 显著下降或测不出;③治疗 3~5 年后无论皮试及血清 IgE 结果如何均可停止。

33. 减敏治疗有哪些注意事项及不良反应

注意事项:①减敏注射后应至少观察 20 分钟以上,并配备急救设施;②用 1 毫升注射器,剂量需准确,不能血管内注射;③如果在注射过程中患者出现中度以上哮喘发作,需停止,下一次治疗时剂量需适当减量;④因故中断治疗长达 1 个月以上,再次治疗时需减小剂量至一半。

不良反应:局部反应为注射后局部速发性皮肤肿胀、红润、风团、瘙痒等,一般数小时可缓解,迟发性皮肤反应可持续 1~2 天,局部反应发生后,下次注射剂量可维持原剂量。无须中断治疗。全身反应主要有荨麻疹、哮喘发作,严重可出现过敏性休克甚至死亡。

34. 非特异性免疫治疗有哪些

（1）细胞因子疗法:如 γ - 干扰素(IFN-γ)治疗、抗 IL-4 抗体治疗、抗 IL-5 抗体治疗、抗细胞间黏附分子 -1(ICAM-1)抗体治疗、IL-10、IL-12、血小板激活因子拮抗剂。

（2）抗原肽类:主要包括 T 淋巴细胞受体拮抗剂和抑制剂。其主要作用是通过抑制 T 淋巴细胞受体,阻滞 T 淋巴细胞内的信号传递,抑制 T 淋巴细胞的增殖活化。

（3）抗 IgE 抗体治疗。

（4）静脉注射丙种球蛋白(IVIG):在国外现已应用大剂量 IVIG (每日 2 克 / 千克)治疗严重哮喘,能迅速改善症状,降低了口服激素的剂量。

（5）免疫抑制剂:如甲氨蝶呤、环孢素 A 等。

（6）色甘酸钠和奈多罗米:这两种药物均可抑制肥大细胞释放介质,如组胺、白三烯、前列腺素等,从而进一步抑制炎症反应。

（7）其他免疫治疗:如免疫调节剂、他克莫司、诱导型一氧化氮(NO)合成酶抑制剂、诱导细胞凋亡等。

35. 肺部感染可以用哪些疫苗进行免疫治疗

目前已研发出的疫苗有肺炎球菌疫苗、流感病毒疫苗、呼吸道合胞病毒疫苗、抗结核病菌苗、绿脓杆菌疫苗。

36. 接种肺炎链球菌疫苗需要注意什么

接种对象:① 60 岁或 60 岁以上健康老年人;② 2～59 岁的高危人群,如免疫力正常但患有慢性病、免疫力低下的人群,HIV 感染者;③社区密集性人群;④肺炎球菌流行时。

禁忌:①正在进行免疫抑制治疗的患者;②妊娠和哺乳期妇女;③严重心肺功能障碍患者;④免疫缺陷的儿童。

副作用:一般疫苗接种者仅有轻度的反应,严重的全身反应少见。

37. 接种流感疫苗需要注意什么

接种对象:①流感的高危人群;②长期接受阿司匹林治疗的 18 岁以下人群;③任何希望避免患流感的人;④有可能将流感传播给流感高危人群的人,如医务人员等。

禁忌:疫苗过敏者。

不良反应:常见的接种反应为接种部位的疼痛、发热、乏力、肌痛,以及极少数的过敏反应。

38. 接种抗结核病菌疫苗需要注意什么

接种对象:正常新生儿或 1 岁以内的儿童为主要接种对象,但伴有免疫缺陷病或免疫应答抑制的儿童是不能接种的。

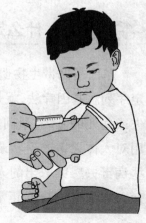

相对禁忌证:①早产,难产或伴有明显先天畸形的新生儿;②发热(＞37.5℃),腹泻,急性传染病,心、肝、肾等慢性疾病,严重皮肤病,神经系统疾病等。

不良反应:①局部反应:局部脓肿或溃疡长期(＞6 个月)不愈;②淋巴结反应:接种处附近的淋

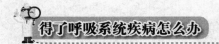
巴结有一定程度的组织反应,表现为轻微肿胀。

39. 急性呼吸窘迫综合征的免疫治疗有哪几种

目前,常见的有细胞因子抗体及受体拮抗剂,以及抗内毒素抗体两种。

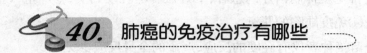

40. 肺癌的免疫治疗有哪些

现阶段,有关肺癌的免疫治疗有以下几种:①主动免疫治疗;②细胞因子治疗,如干扰素(IFN)、肿瘤坏死因子(TNF)、白介素 -2(IL-2)、转化生长因子 -β(TGF-β)以及其他细胞因子(如 IL-3、IL-4);③造血因子,如粒细胞 - 集落刺激因子(G-CSF)、粒细胞 - 巨噬细胞集落刺激因子(GM-CSF)、促红素(EPO)、血小板生成素(TPO);④血小板内皮生长因子(VEGF);⑤表皮生长因子受体(EGFR);⑥过继免疫治疗,即给肿瘤患者整体输入具有抗瘤活性的因子或细胞使之直接或间接导致已发生肿瘤的消退。

四、呼吸系统疾病的基因治疗

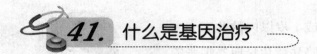

41. 什么是基因治疗

基因是携带生物遗传信息的基本功能单位,是位于染色体上的一段特定序列。基因疗法,就是利用健康的基因来填补或替代基因疾病中某些缺失或病变的基因,目前的基因疗法是先从患者身上取出一些细胞,然后利用对人体无害的逆转录病毒当载体,把正常的基因嫁接到病毒上,再用这些病毒去感染取出的人体细胞,让它们把正常基因插进细胞的染色体中,使人体细胞"获得"正常的基因,以取代原有的异常基因。

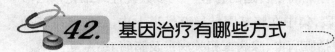

42. 基因治疗有哪些方式

基因治疗按基因操作方式分为两类:一类为基因修正和基因置换,即将缺陷基因的异常序列进行矫正,对缺陷基因精确地原位修复,不涉及基因组的其他任何改变。通过同源重组技术将外源正常的基因在特定的部位进行重组,从而使缺陷基因在原位特异性修复。另一类为基因增强和基因失活,是不去除异常基因,而通过导入外源基因使其表达正常产物,从而补偿缺陷基因等的功能;或特异封闭某些基因的翻译或转录,以达到抑制某些异常基因表达。

基因治疗按靶细胞类型又可分为生殖细胞基因治疗和体细胞基因治疗。广义的生殖细胞基因治疗以精子、卵子和早期胚胎细胞作为治疗对象。由于当前基因治疗技术还不成熟,以及涉及一系列伦理学问题,生殖细胞基因治疗仍属禁区。在现有的条件下,基因治疗仅限于体细胞。

43. 哪些呼吸道疾病可以进行基因治疗

呼吸系统疾病分为单基因病和多基因病。单基因病主要是遗传病,如囊性纤维跨膜调节基因(CFTR)变异所致的囊性肺纤维化、α_1 抗胰蛋白酶基因变异所致的肺气肿、肺表面活性物质 SP-B 基因突变所致的婴儿呼吸窘迫综合征等。多基因病发病因素较为复杂,目前研究最多的是肺癌和哮喘。经过数十年的研究,上述呼吸系统疾病的基因治疗在动物实验和临床试验中,均取得了一定的成效。

44. 囊性肺纤维化的基因治疗现状如何

囊性肺纤维化系编码囊性纤维化转膜传导调节因子(CFTR)的基因发生突变所致。CFTR 对调节液体的移动及电解质穿过各种组织起着重要作用。CFTR 具有调节黏液分泌、表面受体的糖化、多糖的硫酸化及局部防御机制的作用。早期研究证实,囊性肺纤维化患者气道上皮细胞 CFTR 表达明显降低,缺乏 CFTR 贮存氯离子转运的特性。大多数囊性纤维化基因治疗的研究仍处于实验阶段,集中在将基因转导至气道上皮,目前已有三种载体被用于临床试验,包括腺病毒、腺病毒相关病毒及脂酶 DNA 复合体。

45. α₁- 抗胰蛋白酶缺陷的基因治疗现状如何

α$_1$- 抗胰蛋白酶缺陷的基因治疗方案在动物模型系统进行了研究。包括体外转染的细胞注射进入动物腹膜腔,或者采用腺病毒载体直接导入原位肝细胞,或通过血管运输导入病毒载体至局部肝细胞,亦有通过重组腺病毒载体或脂质体载体直接增加气道上皮黏膜层 α$_1$- 抗胰蛋白酶水平。在所有研究中,α$_1$- 抗胰蛋白酶水平仅短暂增加,且量低于功能改善所必需。两个具有发展潜力的方向是研究、开发新的编码 α$_1$- 抗胰蛋白酶的重组腺病毒载体及直接肝内注射的编码 α$_1$- 抗胰蛋白酶的腺病毒相关病毒载体。迄今,尚无 α$_1$- 抗胰蛋白酶缺陷基因治疗的临床报道。

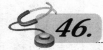

46. 肺动脉高压可以进行基因治疗吗

细胞技术及分子生物学研究发现,一些生长因子、细胞因子参与了肺动脉高压的发病。基因转移技术、反义技术是治疗肺动脉高压的新方法,导入反义内皮素或血管紧张素基因,抑制内皮素、血管紧张素的过量表达来抑制血管收缩反应。如阐明各种生长因子作用在基因水平上的调控,有望控制疾病发展。

47. 哮喘的基因治疗包括哪些方式

哮喘的基因治疗已取得一些进展,但仍处于实验阶段。基因治疗的对象主要为激素抵抗型和激素依赖型哮喘或难治性重症哮喘。基因治疗是将有功能的正常基因导入患者体内,使受体表达功能正常的基因或原来表达很低的基因。哮喘是一种多基因遗传易感性疾病。目前基因治疗的研究主要集中在以下方面：

（1）针对糖皮质激素受体（GR）：有人将高表达 GR 的质粒转染人肺上皮细胞，结果显示高表达的 GR 能显著抑制核因子（NF）-κB 和活化蛋白（AP）-1，提示在无皮质激素作用下炎症反应可能减轻，为治疗激素抵抗性哮喘提供了有希望的新方向。

（2）针对哮喘相关细胞因子：针对致炎因子 IL-4、IL-5，导入反义寡核苷酸或使基因突变，抑制其合成及生理功能。针对抗炎因子 IL-10 对炎性细胞具有强烈免疫抑制作用。给致敏小鼠转移 IL-10 基因，可显著减少肺嗜酸细胞聚集和 IL-5 生成。

（3）针对转录因子 NF-κB：从上游控制炎症连锁反应。有人通过逆转录病毒，将野生型 NF-κB 抑制物引入单核细胞，可抑制炎症因子的释放。

（4）DNA 疫苗：在 DNA 结构中，发现一种非甲基化 CpG 序列具有很强的免疫刺激作用，能活化抗炎因子 IL-12 及 γ-干扰素，从而增强 Th1 淋巴细胞的免疫反应。用重组过敏原与含 CpG 序列的联合疫苗进行免疫，不仅能增强 Th1 细胞功能，还可减少 Th2 细胞因子的生成和嗜酸细胞浸润，以上基因治疗虽具有广阔前景，但对其有效性和安全性仍需要进行大量研究，与临床应用尚有一定距离。

48. 肺癌的基因治疗情况如何

肺癌的发生、发展是一个多步骤、多基因参与的过程，包括原癌基因的活化、抑癌基因的失活等许多相关基因的突变，参与肿瘤的启动、促进、发展和转移等各个阶段。基因治疗是应用基因工程技术更换、校正或增补缺陷基因，达到治疗疾病的目的。基因治疗的策略包括增补缺陷的基因、原位修复有缺陷的基因、重新开放已关闭的基因、基因抑制、基因封闭以及引入特定基因以提高免疫力等。肿瘤基因治疗的基本方法包括：

（1）替代缺陷的抑癌基因：抑癌基因的失活与肿瘤的生长密切相关，将正常的抑癌基因导入肿瘤细胞中，以补偿和代替突变或缺失的抑癌基因，从而达到抑制肿瘤生长或逆转其表型的基因治疗方法即为抑癌基因替代治疗。目前已证实,肺癌中常见失活的抑癌基因有 *p53*、*Rb* 和 *P16*,其中 *p53* 基因在肺癌基因治疗研究中最为活跃。另外,抑癌基因 *p21*、*p27*、*FHIT*、*MDA-7* 替代的临床前研究也表明能抑制肿瘤细胞的生长。

（2）灭活癌基因:癌基因的活化在肺癌的发生、发展中起着至关重要的作用。肺癌中常见的异常癌基因有 *K-ras*、*myc*、*bcl-2*、*Her-2/neu* 等,当这些基因改变时,就会导致基因异常活化而启动细胞生长,从而发生恶性转化。将癌基因反义序列导入癌细胞使之封闭,可阻止癌细胞的生长。在 1/3 的肺腺癌中有 *K-ras* 基因的突变,*K-ras* 基因的突变与预后差有关。

（3）引入自杀基因:自杀基因也称药物敏感基因。引入自杀基因就是将某些细菌、病毒和真菌中特有的药物敏感基因导入肿瘤细胞,通过此基因编码的特异性酶类将原先对细胞无毒或毒性极低的药物前体在肿瘤细胞内代谢成有毒性的产物,以达到杀死肿瘤细胞的目的。常用的自杀基因包括:单纯疱疹病毒胸苷激酶基因 / 丙氧鸟苷、水痘带状疱疹病毒胸苷激酶基因、大肠杆菌胞嘧啶脱氨酶基因、细胞色素 P-450 基因、大肠杆菌黄嘌呤 - 鸟嘌呤磷酸核糖转移酶基因等。

（4）免疫基因治疗:免疫基因治疗的具体策略是通过基因工程的方法将目的基因导入肿瘤细胞或效应细胞,然后将表达目的基因的受体细胞输入到患者体内,通过提高人体免疫系统对肿瘤细胞的认识、抑制或杀伤能力,对肿瘤进行治疗。目前免疫基因治疗的方法主要有针对免疫应答细胞和针对肿瘤细胞的免疫基因治疗。

针对免疫应答细胞的免疫基因治疗常用的免疫细胞有两种:免疫效应细胞和树突状细胞。免疫效应细胞介导的基因治疗是将细胞因子导入抗肿瘤效应细胞中以增强抗肿瘤作用,并以免疫效应细胞为载体细胞将细胞因子基因携带至体内靶细胞,使细胞因子局部浓度提高,从而更有效地激活肿瘤局部及周围的抗肿瘤免疫功能。

（5）多药耐药基因治疗:多药耐药(MDR)是指肿瘤细胞长期接触某一种化疗药物,不仅对此种化疗药物产生耐药,而且对其他结构和功能不同的多种药物产生交叉耐药性。这种耐药性由基因控制,即多药耐药基因 MDR 或多药耐药相关蛋白基因 MRP 放大或过表达。MDR 分为 MDR1 和

MDR2,其中 MDR1 与细胞的多药耐药有关。MDR1 基因表达产物为分子量 170 千道尔顿的 P- 糖蛋白,它是一种细胞膜上依赖 ATP 的药物外排泵,能将进入细胞内的药物泵出细胞外,导致细胞内药物浓度不断降低,其细胞毒作用因而减弱甚至丧失,最终出现耐药现象。因此,逆转肿瘤细胞的耐药性对提高化疗效果是非常重要的。多药耐药基因治疗有两种方法:一种是应用反义 RNA 技术,以抑制异常活化的 MDR1 基因,从而达到逆转肿瘤细胞化疗耐药的作用;另一种是将 MDR1 基因导入造血干细胞,获表达后可使骨髓细胞产生对化疗药物的抗性,抵御化疗药物的损害,从而达到增加化疗药物剂量,进而提高化疗疗效的目的。

(6)肿瘤血管基因治疗:肿瘤血管生成是肿瘤发生、发展的必要条件,也是所有实体肿瘤的共性。肿瘤血管发生是血管生成促进因子和血管生成抑制因子失衡的结果。肿瘤血管生成促进因子主要有血管内皮生长因子(VEGF)、成纤维细胞生长因子(FGF)、血小板相关生长因子(PDGF)等,其中以 VEGF 最为重要。VEGF 是肿瘤诱导血管生成过程中一个主要的调节因子,可选择性刺激内皮细胞分裂,并能增加微血管的通透性,许多血管生成促进因子都是通过诱导 VEGF 的表达来实现对血管生长的调控。因此,在抗血管生成基因治疗中,VEGF 是比较理想的靶分子,通过阻断 VEGF 的翻译和转录过程可使它的产生受到抑制。针对 VEGF 蛋白的一种治疗方法是引入一段反义 VEGF 的 cDNA 基因,通过与 VEGF 的 mRNA 结合,来抑制 VEGF 蛋白的翻译。应用 VEGF 反义核酸在裸鼠上进行实验,发现 VEGF 反义核酸技术能有效下调肿瘤细胞 VEGF 表达,抑制肿瘤血管形成。另一种治疗方法是利用反义 RNA 的 RNA 干扰(RNAi)技术。针对 VEGF 的单抗可以直接封闭 VEGF。除此以外,将腺病毒介导的野生型 *p53* 基因导入有 *p53* 突变的 NSCLC 患者体内,也可以明显地抑制 VEGF 的表达。除了 VEGF 外,还有两个常用的血管生成抑制因子:血管抑素和内皮抑素。

(7)反义基因治疗:反义基因治疗就是基因封闭或基因灭活,即用反义核酶在转录和翻译水平阻断某些异常基因的表达,阻断细胞内异常信号传导,使肿瘤细胞进入正常分化轨道或者引起细胞凋亡。核酶是一类具有酶活性的 RNA 分子,可序列特异性地与靶 RNA 分子结合,对底物进行切割,促使 mRNA 降解,从而使其失去生物功能。核酶具有抑制肿瘤发生、抗肿瘤生长转移、抗多药耐药等作用,由于其无免疫原性、不编码蛋白质和可重复使用等优点,在肺癌的基因治疗中会发挥其特有的优势。

总之,基因治疗作为一种新的治疗手段,初步研究结果证实对肺癌单用已取得较理想的疗效,联合常规放、化疗可增强肺癌治疗的整体疗效。可以预期,随着对肿瘤发病分子机制的深入研究,基因治疗技术的不断提高,基因治疗必将在肺癌临床治疗中发挥越来越重要的作用。当然,我们也应该认识到,虽然肺癌的基因治疗取得了令人鼓舞的结果,但是实验室的许多理想结果很难在人体上得以重现,在临床治疗时也会存在很多问题,治疗中还需不断探索及改进。癌症是由多个突变的蓄积导致的复杂的基因疾病。成功的治疗方法需要根除机体内所有癌细胞,但是将基因转移到每个癌细胞里,在技术上是极其困难的。目前,对肺癌有针对性的基因治疗尚无确实的药物,基因治疗技术本身的一些局限性如转染效率不高、表达不稳定、靶向性差及长期安全性等问题,制约了肺癌基因治疗的药物开发。另外,肺癌生物治疗合并手术治疗、放射治疗以及化疗之间的联合治疗方案,均需进一步探索研究。

五、呼吸系统疾病的盐雾治疗

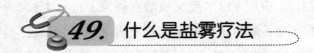

49. 什么是盐雾疗法

盐雾疗法是利用干燥氯化钠气雾颗粒的物理特性治疗疾病的方法,具有减轻气道黏膜炎症、促进排痰、改善呼吸道的局部防御功能等作用。

其主要机制如下:

(1)氯化钠是气道表面液体、黏液层及纤毛外周液的主要组成部分,是维护支气管纤毛上皮正常功能所必需的。支气管哮喘和慢性阻塞性肺疾病患者,钠离子和氯离子的含量低于健康人。钠含量的改变会使支气管黏液中的水分减少,增加了支气管黏液的黏稠度,影响了纤毛的摆动能力和排痰能力。吸入氯化钠气雾使液体渗入支气管黏膜,发挥黏液调节作用,从而促进支气管内分泌物的排出。

（2）具有免疫吞噬功能和分泌功能的吞噬细胞在呼吸道的防御中起着特殊的作用。盐雾疗法能够刺激和产生肺泡巨噬细胞的应激反应,提高吞噬功能,增强活性。

（3）盐雾能在呼吸道的微生物环境中,引起微生物脱水,产生杀菌和抑菌的作用,从而阻止炎症的发展。

（4）许多呼吸道疾病都有程度不同的气道黏膜水肿。支气管壁的毛细血管网非常丰富,氯化钠气雾能使水分从血管内渗出到支气管腔,从而减轻支气管黏膜水肿,减轻血管内淤血的程度。

50. 盐雾疗法需要什么设备

传统的盐雾治疗需要专门设计和建设的密闭的治疗室(盐室),以保证适宜的温度、湿度、少菌、无过敏原的饱和离子状态的空气环境;还需要制取盐雾的设备,如使用球磨机磨碎"沸腾"层中的盐料,使用旋风磨碎机,雾化和干燥湿气雾等。为了创造一种心情松弛的治疗环境,盐室还可以安排一些视听节目。但是并不是所有的医疗预防部门都需要建立盐室,因为它需要专门的机房,或因患者数量不足,满足不了它的治疗容量。因此,人们又研制出一种盐雾治疗单机,由治疗室和干盐雾发生器组成。单机气雾发生器上不装浓度传感器,这是它唯一与传统盐雾室治疗不同的地方。既然治疗只能容纳一人,以及它不可改变的几何尺寸,那就没有必要再用传感器来规划它的运行和创造盐雾的治疗浓度。近年的研究表明,借助台式装置吸入一定量的干盐气雾,其疗效与盐雾室的疗效相比,毫不逊色。

51. 盐雾疗法的适应证包括哪些,有副作用吗

慢性阻塞性肺疾病、肺炎、支气管扩张、支气管哮喘等疾病引起的排痰

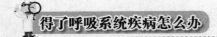

困难可使用盐雾疗法。

作为预防应用,盐雾疗法适用于:经常患急性呼吸道疾病或感冒者;反复发作的气管炎和肺炎;患慢性呼吸道疾病者;与吸烟有关的咳嗽。

吸入的干盐气雾含有非常小的氯化钠剂量,对支气管黏膜没有刺激作用,也不会增强它的电抗性能,因而盐雾疗法是安全的。

六、氧 气 疗 法

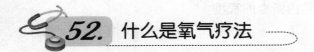

52. 什么是氧气疗法

氧是维持生命的重要物质,缺氧可导致体内的代谢异常和生理紊乱,严重者引起重要脏器损害及功能障碍,甚至危及生命。氧气疗法(简称氧疗)是指通过给患者吸氧,使血氧下降得到改善,属吸入治疗范畴。此疗法可提高动脉血氧分压,改善因血氧下降造成的组织缺氧,使脑、心、肾等重要脏器功能得以维持;也可减轻缺氧时心率、呼吸加快所增加的心、肺工作负担。氧疗对呼吸系统疾病因动脉血氧分压下降引起的缺氧疗效较好,对循环功能不良或贫血引起者只能部分改善缺氧状况。

53. 什么是低氧血症

低氧血症是指血液中含氧不足,动脉血氧分压(PaO_2)低于同龄人的正常下限,主要表现为血氧分压与血氧饱和度下降。成人正常 PaO_2 为83～108毫米汞柱。各种原因如中枢神经系统疾病,支气管、肺病变等引起通气和(或)换气功能障碍都可导致缺氧的发生。因低氧血症程度、发生的速度和持续时间不同,对机体影响亦不同。低氧血症是呼吸科常见危重症之一,也是呼吸衰竭的重要临床表现之一。一般根据 PaO_2 和血氧饱和度(SaO_2)来判断低氧血症的严重程度。PaO_2 和 SaO_2 既是氧疗指征,又是指导氧疗和考核氧疗效果的指标。当然,必须指出,慢性低氧血症患者虽然 $PaO_2 < 50$ 毫米汞柱,也不一定发生组织缺氧。而循环障碍、血红蛋白变性或细胞氧合障碍者即使存在严重组织缺氧,PaO_2 和 SaO_2 仍可能正常或仅有轻度异常。

54. 氧疗的指征有哪些

判断给氧的确切指征是动脉血氧分压(PaO_2)。PaO_2 在 60 毫米汞柱(8千帕)以下需给氧。通常 PaO_2 在 60 毫米汞柱(8 千帕)以上时血氧饱和度多在 90% 以上,大多不需给氧。

急性缺氧的早期可有明显的烦躁不安、头痛、心率加快;发绀(因肺部疾病引起发绀的患者需给氧,但要排除末梢循环、血红蛋白和先天性心脏病等因素引起的发绀);呼吸困难、呼吸过快或过慢,频繁的呼吸暂停;心功能不全或贫血患者。

55. 氧疗有哪些方法

氧疗可分为普通给氧和特殊给氧。

(1)普通给氧

鼻导管或鼻塞给氧:氧流量成年人 1~3 升 / 分,婴幼儿 0.5~1 升 / 分,吸入氧浓度可达 30%~40%。此法只适用于血氧分压中度下降患者,鼻堵塞、张口呼吸者效果不好。

开式面罩:面罩置于患者口鼻前,略加固定而不密闭。氧流量成年人 3~5 升 / 分,婴幼儿 2~4 升 / 分,吸入氧浓度可达 40%~60%。此法较舒适,可用于病情较重,氧分压下降较明显的患者。

头罩给氧:常用于婴儿。将患儿头部放在有机玻璃或塑料头罩内,吸入氧浓度与口罩相似,但所需氧流量更大。此法吸入氧浓度较有保证,但夏季湿热时,罩内温度和湿度都会较室温罩外高,患儿感到气闷不适,从而影响休息康复。

（2）特殊给氧

控制性低流量给氧：用于慢性气管炎、肺气肿和慢性肺心病患者合并急性肺部感染和呼吸衰竭时。这些患者血氧下降同时常合并通气不足，吸氧后不少患者可因动脉二氧化碳分压增高而意识蒙眬，甚至昏迷。为此可采用控制性低流量给氧，每分钟氧流量不要超过 1～2 升，或用可调节浓度的特殊吸氧面罩（文丘里，Venturi），使吸入氧浓度维持在 24%～28%，此法可使患者动脉血氧分压从有危害的 50 毫米汞柱（6.7 千帕）以下，升到较安全的 60 毫米汞柱（8 千帕）左右，而不至有二氧化碳潴留加重的危险。

呼吸道持续正压给氧（CPAP）：此法对因肺内分流增加所致低氧血症效果明显，适用于新生儿肺透明膜病和成人呼吸窘迫综合征（ARDS）等严重血氧下降患者。"肺内分流"是因肺泡内渗出、肺不张等使肺泡不能通气，流经此部分肺泡的血液未经气体交换而混入动脉血流，形成静动脉混掺的现象。CPAP 的主要原理是利用呼吸道保持的正压（特别在呼气时），使已经或将要萎缩的肺泡扩张，避免肺泡早期闭合，改善氧气交换。此法不仅提高氧浓度，而且可以因减少肺内分流而改善换气功能。

机械呼吸给氧：如应用呼吸器时的间歇正压通气给氧（IPPV）和呼气终末正压给氧（PEEP）。后者的原理和作用与 CPAP 相同。

高压氧：在 2～3 个绝对大气压下于特殊加压舱内给患者供氧，主要用于一氧化碳中毒及减压病患者。

56. 如何选择氧疗方式

（1）低流量给氧：临床上最常见的如慢性阻塞性肺疾病导致的呼吸衰竭晚期，适合低流量给氧，可以通过低氧刺激呼吸中枢。急性 I 型呼吸衰竭或心源性呼吸困难可以短时间内高流量给氧。

（2）鼻导管吸氧：氧流量不宜超过 6 升／分。鼻导管吸氧时，是以鼻咽部解剖死腔作为氧气储备仓，6 升／分已能完全预充，提高氧流量不可能进一步增加吸入氧浓度，此时，要提高氧浓度需加用储气囊。

（3）应用普通面罩：氧流量应在 5～8 升／分。氧流量高于 5 升，才能将面罩内的绝大多数呼出气冲刷出去,防止二氧化碳重吸收,但氧流量也不宜高于 8 升,由于解剖死腔和面罩的储气空间已被氧气预充,再提高氧流量,吸氧浓度(FiO_2)也不会升高。

57. 常用氧疗装置各有哪些优缺点

（1）鼻导管:吸氧导管经鼻插入,将开口置于鼻咽部,是临床最常用的给氧方法,具有简单、价廉、方便、舒适等特点。缺点为吸入氧气浓度受吸气潮气量和流速、呼吸时间比的影响,导管易于堵塞,对局部鼻黏膜有刺激,可引起痰液干燥,且氧流量大于 7 升 / 分时患者难以耐受。

（2）鼻塞:将吸氧塞置于外鼻孔,减轻对鼻黏膜的刺激。

（3）面罩:面罩吸氧对鼻黏膜无刺激,吸氧浓度较高,缺点为影响患者说话和进食。Veturi 面罩可调节吸入氧的浓度,对需控制吸氧浓度者尤宜。

（4）经气管导管或呼吸机:气管插管或切开的患者,在停止机械通气时,可通过气管导管给氧。机械通气者可通过空气混合器提供氧疗。

（5）氧帐或头罩:罩内的氧浓度、气体的湿度和温度均可控制并根据需要调节,吸入氧浓度比较恒定,但耗氧量较大,设备较复杂。

58. 吸氧浓度如何估算

鼻导管及普通面罩吸氧时,受患者呼吸深度频率等影响,即便在氧流量相同情况下,不同患者吸入氧气浓度差别较大。根据公式 FiO_2（%）= 21+4× 给氧流速（升 / 分）的计算结果,计算求得的 FiO_2 只是个大概值,实际 FiO_2 数值常低于计算值,而且随流量增加两者差距增大。此时无论如何增加给氧流速,实际 FiO_2 很难提高到 50% 以上。由此可见,鼻导管及普通面罩吸氧时是不会引起氧中毒的。

给氧只是一种对症疗法,给氧同时必须治疗引起血氧下降的原发病;同时改善通气功能,以利二氧化碳的排出;为了保证足够的氧供应,还需注意心功能的维持和贫血的纠正。急性患者给氧时要使动脉血氧分压维持在正常范围（80～100 毫米汞柱，即 10.7～13.3 千帕），慢性患者氧分压维持在 60 毫米汞柱（8 千帕）以上即可。

59. 什么情况下需要家庭氧疗

长期低氧或慢性呼吸衰竭的患者可以在自己家里进行吸氧治疗，称为长期家庭氧疗（LTOT），一般要求每天吸氧 15 小时以上。

（1）慢性呼吸衰竭稳定期：经过戒烟、胸部物理疗法和药物治疗后稳定状态的慢性阻塞性肺疾病（COPD）患者，休息状态下存在动脉低氧血症，即呼吸室内空气时，动脉血氧压分压（PaO_2）＜55 毫米汞柱或动脉血氧饱和度（SaO_2）＜88％，这是长期氧疗最主要的适应证。COPD 患者若 PaO_2 为 55～65 毫米汞柱，并且伴有以下情况之一，也应进行长期氧疗：①继发性红细胞增多症（血细胞比容＞0.55）；②肺心病的临床表现；③肺动脉高压。

（2）睡眠时低氧血症：清醒时已有低氧血症的患者睡眠时可加重，主要发生于睡眠的快速眼动相（REM），可伴有肺动脉压力的升高、心律失常、精神改变和睡眠异常。许多 COPD 患者日间 PaO_2＞60 毫米汞柱，而夜间睡眠时则可出现严重的低氧血症，特别是伴有阻塞性睡眠呼吸暂停者，缺氧表现则更加明显。特别是日间 PaO_2 在 60～65 毫米汞柱的患者，正位于氧合血红蛋白解离曲线的陡直部分，此部分患者夜间发生低氧血症的危险性更大。

（3）运动性低氧血症：运动可使低氧血症加重，缺氧反过来又限制活动。由于可携氧装置的发展和应用，为运动性低氧血症的治疗提供了条件，使这类患者亦成为长期氧疗的对象。

60. 怎样进行氧疗的监测

氧疗的方法很多，不同方法各有利弊。在氧疗方式选择上应遵循如下基本原则：从简单到复杂，从无创到有创，及时监测和调整，以能尽快达到改善缺氧为目的。

氧疗监测主要包括以下几个方面：

（1）吸氧浓度（FiO_2）的监测：FiO_2是决定氧疗效果的主要因素，目前只有在部分呼吸机上可以实现对FiO_2的监测，在非机械通气方式氧疗时均无法监测FiO_2，只能依靠氧流量来估算。

（2）全身状况的监测：主要监测动脉血压、心率、呼吸频率、发绀以及神志和精神状况的变化。

（3）经皮血氧饱和度（SpO_2）监测：SpO_2亦称脉氧计，是一种无创经皮连续监测动脉血氧饱和度的方法，是目前临床中最常用的简便直观的监测方法。

影响SpO_2监测的因素：①局部血流灌注不良、甲床增厚、皮肤色素沉着等均使SpO_2低于SaO_2；②血中碳氧血红蛋白（COHb）含量的影响，当COHb大于9%时，SpO_2约增高7%；③血胆红素增高等会影响测定结果。

（4）动脉血气（ABG）监测：ABG是目前评价氧疗效果最为准确可靠的方法，ABG可提供PaO_2、$PaCO_2$、HCO_3^-、pH值、SaO_2等多种氧合及代谢参数，PaO_2升高是反映氧疗效果最直接指标。

（5）经皮氧分压测定（$TcPO_2$）：$TcPO_2$是通过直接测定从皮肤逸出的氧量来反映PaO_2，$TcPO_2$可大致反映PaO_2的变化。方法是将氧电极紧贴于皮肤上加温，使局部微循环血管扩张，用微型电极直接测出通过半透膜进入电极内的PO_2。

$TcPO_2$的测定结果明显受皮肤性质、局部温度、血流灌注等因素影响。严重低血压、贫血、低温、酸中毒等均会使$TcPO_2$下降。

（6）其他监测方法：如用混合静脉血氧分压作为组织平均PO_2指标、用微电极技术测定组织或细胞内PO_2、用近红外光照射技术测定细胞内氧的利用情况等，这些方法目前均处于实验研究阶段，具有很大的局限性，目前尚无法进入到临床应用。

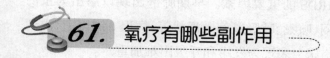

61. 氧疗有哪些副作用

氧疗对机体的危害主要有如下几方面：

（1）二氧化碳潴留：伴有动脉血二氧化碳分压（$PaCO_2$）增高的呼吸衰竭患者在氧疗后，常出现 $PaCO_2$ 进一步升高。对于通气不足为主的呼吸衰竭患者，当 FiO_2 增加到 25%～30%时，部分患者的 $PaCO_2$ 可升高 20～40 毫米汞柱。发生二氧化碳潴留主要与氧疗后缺氧对呼吸中枢的兴奋作用减低、每分钟通气量减少及通气/血流比例进一步失调等因素有关。此时应尽量减少 FiO_2（即采用低流量吸氧，限制氧流量为 1～2 升/分），同时加强病情观察和血气监测，当 $PaCO_2$ 迅速升高时应及时采用机械通气治疗。

（2）吸收性肺不张：对呼吸道不完全阻塞的患者，在吸入较高浓度氧后，局部肺泡内的氧被吸收，易出现肺泡萎陷发生肺不张。预防措施主要包括：FiO_2 尽量小于 60%，如行机械通气应加用 PEEP，鼓励患者排痰以保持局部气道通畅。

（3）氧中毒：氧中毒是氧疗最主要的毒副作用，尽管发生率很低，但危害严重，应引起重视。氧中毒导致急性肺损伤，出现类似 ARDS 样改变，临床主要表现为气管支气管炎、ARDS、无气肺不张和影响儿童的肺发育等，还可累及中枢神经系统、红细胞生成系统、内分泌系统及视网膜。尚无发对氧中毒进行早期诊断，也缺乏特效的治疗方法。氧中毒系医源性疾病，最好的治疗是预防，限制高浓度吸氧是临床上有效预防氧中毒的方法。

62. 什么情况下易发生氧中毒，怎样预防

引起氧中毒的唯一原因是长时间高浓度吸氧，但究竟给氧浓度的安全界限是多少，至今认识尚未完全一致。普遍认为，常压下吸氧浓度在 60% 以下是安全的，不会引起氧中毒。长时间吸入 60% 以上高浓度的氧，氧自由基可损害细胞 DNA，影响体内一些酶系统，抑制细胞内（尤其是线粒体内）的代谢反应过程，使肺部发出病理改变。

氧中毒可以是形成 ARDS 的重要因素。早期肺部出现以渗出为主的病理变化，临床上可有胸闷、咳嗽、呼吸道刺激症状等，病程 2 周以上，出现以增殖为主的病理变化，临床上表现为发绀和呼吸困难加重。

临床观察表明，常压下吸入纯氧 6 小时就可能出现呼吸道黏膜的损

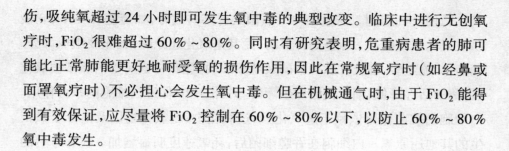

伤,吸纯氧超过 24 小时即可发生氧中毒的典型改变。临床中进行无创氧疗时,FiO_2 很难超过 60% ~ 80%。同时有研究表明,危重病患者的肺可能比正常肺能更好地耐受氧的损伤作用,因此在常规氧疗时(如经鼻或面罩氧疗时)不必担心会发生氧中毒。但在机械通气时,由于 FiO_2 能得到有效保证,应尽量将 FiO_2 控制在 60% ~ 80% 以下,以防止 60% ~ 80% 氧中毒发生。

七、高压氧疗法

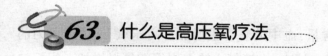

63. 什么是高压氧疗法

高压氧疗法(HBO)是指在外界气压高于常压(1 个大气压)的环境下吸入纯氧的全身给氧治疗方法。此种治疗可在使用纯氧加压的单人舱或使用压缩空气加压的多人舱内进行,患者在多人舱内必须使用口鼻罩、头套或气管内插管来吸入纯氧。舱内所需的治疗压力根据不同的适应证而定。通过患者在高气压下吸含有负离子的纯氧,促进机体的自我更新过程,增强免疫细胞活力,以对抗疾病,从而使患者逐渐康复。

64. 高压氧治疗的原理是什么

(1)压力作用:体内的气泡在压力升高时,其体积将缩小,利于气泡溶解在血液中。

(2)血管收缩作用:高压氧有 α - 肾上腺素样的作用,可使血管收缩,减少局部的血容量,利于脑水肿、烧伤或挤压伤后的水肿减轻。需注意的是,虽然局部的供血减少,但通过血液带入组织的氧量却是增加的。

(3)抗菌作用:氧本身就是一种广谱抗生素,它不仅抗厌氧菌,也抗需氧菌。厌氧菌需在无氧或氧分压较低的环境中才能生长,氧分压增高时,其生长便受到抑制。需氧菌与厌氧菌共有某些成分,如巯基(—SH),它极易被氧化成二硫基。巯基是许多酶(尤其是氧化还原酶)的重要组成部分。辅酶A、硫辛酸、谷胱甘肽等辅酶及琥珀酸脱氢酶、转氨酶等的巯基被氧化后,酶的活性降低,细菌代谢发生障碍。另外,HBO促进白细胞的杀菌作用。白细胞的抗菌作用依赖于过氧化氢、过氧化物、超氧化物以及由分子氧衍生的其他还原氧。白细胞在吞噬细菌后,耗氧速度明显增加。在吞噬后的前几秒钟,耗氧速度比基础速度提高 15~20 倍。在己糖激酶、辅酶等的作用下,通过磷酸戊糖通路刺激葡萄糖有氧氧化,使过氧化氢和过氧化物生成加快,含量增加。

(4)清除作用:体内大量的氧可以加速体内其他有害气体的消除,如一氧化碳、二氯甲烷、氮气等。

(5)增加机体的氧含量:血中的氧含量增加。高压氧下,由于压力的升高,大量的氧气溶解在血液中,血液带入缺血组织的氧量增加。组织中的氧含量增加。生理研究证明,组织毛细血管或静脉血的氧张力和氧含量相当于该组织的氧张力和氧含量。经测定常温常压下平均每千克组织含氧 13 毫升,而在 0.3 兆帕(MPa)下吸氧,平均每千克组织含氧量可达52 毫升。

65. 高压氧疗有哪些作用

(1)主要治疗以下疾病:急性一氧化碳中毒,急性减压病,急性气栓症,窒息(烟熏、溺水、自缢、麻醉意外等),气性坏疽,颅脑外伤及伤后脑功能障碍(脑挫裂伤、脑血肿清除术后、脑震荡、脑外伤综合征等),有害气体(硫化氢、烷烃类气体、氯、氨、光气等)及氰化物中毒,急性眼底供血障碍,手术或其他原因诱发的急性脑水肿所致颅压升高,一氧化碳中毒迟发脑病。

(2)作为综合治疗措施,可提高以下疾病的疗效:断肢(包括指、趾)再植术后及急性周围循环障碍,皮肤(皮片、皮瓣等)移植术前后,脑缺血性疾病(脑血栓形成,脑梗死),冠心病(心绞痛、陈旧性心肌梗死),烧伤,周围血管疾病(血栓闭塞性脉管炎、雷诺病、闭塞性动脉硬化症),突发性耳聋,美尼尔综合征,顽固性溃疡,病毒性脑炎,心肺复苏后脑功能障碍,药物(巴比妥类、奎宁等)中毒,重度神经官能症,偏头痛,脊髓及周围神经损伤,周围神经炎,高原适应不全症,放射性骨坏死,放射性软组织损伤,无菌性骨坏死,慢性骨髓炎,骨折愈合不良,心肌炎,挤压伤及挤压综合征,冻伤,不同原因导致的休克(出血性休克疗效较佳),急性中心性视网膜脉络膜炎,胃及十二指肠溃疡,深部霉菌感染,破伤风,支气管哮喘,运动性疲劳,麻痹性肠梗阻,口腔炎症(顽固性牙周炎、口腔溃疡等),高压氧下心内直视手术,高危妊娠(如胎盘功能不全、胎儿宫内生长迟缓、胎儿宫内窘迫、高年病理产等产科疾病)。

(3)作为辅助治疗,可用于以下疾病:出血性脑血管意外病灶清除术后,脑膜炎及其后遗症,脑脓肿,肝炎及肝坏死,早期视神经萎缩,中毒性耳聋,神经性耳聋,神经性头痛,冰岛病,硬皮病,结节性红斑,银屑病,青年痤疮,荨麻疹,白塞病,进行性肌营养不良,恶性肿瘤放疗或化疗的辅助治疗,糖尿病,新生儿窒息。

66. 医用高压氧舱主要有哪些类型

以加压介质分,医用高压氧舱有两种:

(1)纯氧舱:用纯氧加压,稳压后患者直接呼吸舱内的氧。优点:体积小,价格低,易于运输,很受中小医院的欢迎。缺点:加压介质为氧气,极易引起火灾,化纤织物绝对不能进舱,进舱人员必须着全棉衣物进舱,国内、外氧舱燃烧事故多发生在该种舱型;一次治疗多只允许一个患者进舱治疗,部分患者可出现幽闭恐惧症;医务人员一般不能进舱,一旦舱内有情况,难以及时处理,不利于危重和病情不稳定患者的救治。

(2)空气加压舱:用空气加压,稳压后根据病情,患者通过面罩、氧帐,直至人工呼吸吸氧。优点:安全;体积较大,一次可容纳多个患者进舱治疗,治疗环境比较轻松;允许医务人员进舱,利于危重患者和病情不稳定患者的救治;如有必要可在舱内实施手术。缺点:体积较大,运输不便,价格昂贵。

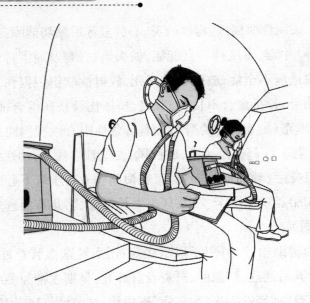

 67. 高压氧治疗有哪些禁忌证

高压氧治疗的禁忌证是相对的。

（1）未经处理的气胸和活动性出血患者，无医务人员陪同不能进舱治疗。如病情需要，可在医务人员陪同下，边处理边治疗。

（2）血压过高：一般认为，血压超过160/90毫米汞柱者不能接受治疗。若患者平时血压偏低，虽然血压不高，但患者有头痛、恶心、心跳加快等，无工作人员陪同也不能进舱治疗。

（3）严重肺气肿疑有肺大疱者如需治疗，应注意在减压时避免屏气，除去容易引起咳嗽等使肺泡压力升高的因素，必要时医务人员陪舱。

（4）上呼吸道感染时，有引起中耳气压伤和副鼻窦气压伤的危险。较重的上呼吸道感染应暂停治疗，较轻的患者可酌情给予治疗。

（5）患有流感、肺结核、肝炎等传染病患者应与其他患者隔离。

（6）过去有人认为癫痫患者不宜高压氧治疗，现在认为，发作较轻的患者，不必限制治疗。严重的癫痫发作有些是脑损伤引起的，脑损伤不治疗，癫痫也不会消失，只要有医务人员陪舱，癫痫患者同样可以接受治疗。

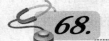

68. 高压氧治疗有哪些并发症

（1）减压病：减压病是由于高压环境作业后减压不当，体内原已溶解的气体超过了过饱和界限，在血管内外及组织中形成气泡所致的全身性疾病。在减压后短时间内或减压过程中发病者为急性减压病。由于股骨、肱骨和胫骨等骨骼血供循环系统较为单一，在快速减压的过程中血管内容易发生气泡阻塞，会缓慢演变为缺血性骨或骨关节损害，称之为减压性骨坏死。

（2）氧中毒

肺型：长时间吸入＞0.06兆帕（0.6绝对大气压）的氧气时引起的氧中毒，主要临床表现为肺部病变。临床症状有胸骨后剧痛、刺激性干咳、窒息感、呼吸困难、发绀等；胸部X线摄片显示两肺有散在的片状或云絮样阴影。

急性脑型（或惊厥型，神经型）：吸入＞0.2～0.3兆帕（2～3绝对大气压）的氧气，在较短时间内即有可能出现此型氧中毒，主要临床表现为眩晕、恶心、颜面部小肌肉颤动和全身抽搐、昏迷等。

（3）气压伤

中耳气压伤：加压过程中出现耳痛、耳鸣、头痛，重者疼痛可放射到颈、腮和面颊部，若鼓膜被压破，则耳痛可明显减轻或突然消失。检查可见鼓膜内陷、松弛部和鼓膜周围充血，重者可见中耳腔内有渗液、出血或鼓膜破裂穿孔，有血性液体自中耳流出。

鼻窦气压伤：局部疼痛，检查时局部可有压痛，鼻腔内可见黏膜肿胀，血管扩张充血，有渗出物，甚至有血性分泌物自鼻腔内流出，X线摄片可见鼻窦内混浊呈云雾状阴影。

肺气压伤：多发生在减压过程中。患者在剧烈咳嗽或屏气之后，突感胸部刺痛，呼吸急促、发绀、咯血或痰中带血，重者可有肺出血，口鼻内流出泡沫样血性液体等，还可出现呼吸及循环系统功能障碍。胸部叩诊有浊音区（肺出血部位）或鼓音区（气胸），听诊可闻及呼吸音极低及病理性细湿性啰音；循环系统可出现脉细弱，右心界扩大，心音低、心律不齐等，严重者出现心力衰竭或心搏骤停。另有可能发生颈胸部的皮下气肿或纵隔气肿。如果中枢神经系统发生气体栓塞，则可出现相应部位的症状与体征。

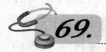

69. 选择高压氧治疗应注意哪些事项

一般来说，凡是缺氧、缺血性疾病，或由于缺氧、缺血引起的一系列疾病，高压氧治疗均可取得良好的疗效。某些感染性疾病和自身免疫性疾病，高压氧治疗也能取得较好的疗效。

高压氧治疗必须注意以下问题：

（1）高压氧不是一个固定的模式：由于压力的不同，吸氧浓度的不同，治疗效果不同；不同的疾病可能选择不同的治疗压力和吸氧方式。

（2）高压氧单独治疗疾病的情况是少见的：目前就供氧角度来说，高压氧其最经济、最实在、最安全的供氧方式是任何其他方法无法替代的。尽管这样，高压氧也要根据不同的疾病，结合不同的药物，才能取得较好的疗效。

（3）每种疾病都有其最佳治疗时机：疾病何时开始治疗是十分关键的，在最佳治疗时机期间，疗效较好，远离了最佳治疗时机，疗效就要打折扣了。

（4）根据不同的疾病选择不同的治疗时程：每种疾病治疗多长时间，是根据该种疾病的性质和患者的个体差异而定的。

（5）每次吸氧的时间不宜过长，一般控制在 60～90 分钟，要采取间接吸氧，避免氧中毒。

（6）患者不得将火柴、打火机、易燃物品、易爆物品带入舱内，不能穿化纤衣物进舱，以免发生火灾；进舱前不吃产气多的食物（如豆制品、薯类等），并且排空大小便。

（7）患者要服从医务人员的安排，掌握吸氧的方法。治疗中发现异常，应通过舱内电话与医护人员联系。

70. 高压氧并发症的防治原则是什么

（1）重在预防，严格遵守高压氧治疗允许使用的压力和吸氧时限。常规高压氧治疗以空气加压时，一般均采用 0.2 ~ 0.25 兆帕（2 ~ 2.5 标准大气压）的压力吸氧 60 ~ 80 分钟，在此范围内可以预防氧中毒的发生；采用间断吸氧 30 ~ 40 分钟，中间改吸空气 5 ~ 10 分钟，亦可防止氧中毒；如果发生氧中毒，应迅速终止吸氧，尽快脱离高气压、高浓度氧的环境并给予对症治疗。

（2）如有惊厥不止者，可用镇静药或抗惊厥药。

（3）中耳气压伤鼓膜未破者，可予血管收缩剂、镇痛剂；中耳腔有渗液或出血者，可行鼓膜穿刺抽液；鼓膜破裂者，应避免冲洗及局部用药，保持干燥。

（4）在减压过程中，如果发生肺气压伤，应立即停止减压，积极做好胸腔穿刺的一切准备。密切注意患者的瞳孔、心率、血压、呼吸和呼吸音变化，根据情况及时处理。若胸腔内压力继续增加，应根据使用舱体本身的情况适当加压，以尽可能缩小胸腔内气体的体积。若加压措施无效，胸腔内压力急剧增加，应立即在患侧锁骨中线第 2 前肋间、腋前线或腋中线 4 或 5 肋间，沿肋骨上缘，用 1 只或多只粗针头穿刺，放气。尽快闭式引流，待胸腔内压力下降，呼吸、循环功能较稳定后方可继续减压。若胸腔内出血不止，应尽快行胸腔切开止血。

八、一氧化氮吸入疗法

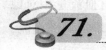

71. 内源性一氧化氮是怎样产生的

一氧化氮（NO）广泛分布于生物体内各组织中，特别是神经组织中。它是一种新型生物信使分子，1992 年被美国《Science》杂志评选为明星分子。NO 是一种极不稳定的生物自由基,分子小,结构简单,常温下为气体,微溶于水,具有脂溶性,可快速透过生物膜扩散,生物半衰期只有 3~5 秒,其生成依赖于一氧化氮合成酶(NOS),并在心、脑血管调节,神经、免疫调节等方面有着十分重要的生物学作用。NO 在体内经一氧化氮合酶(NOS)的催化下生成。NOS 由 1025 个氨基酸残基组成,分子量为 13 300 道尔顿,广泛分布于机体内。按存在的细胞类型不同,NOS 可以为三种类型,即神经型 NOS(nNOS)、内皮型 NOS(eNOS)和诱导型 NOS(iNOS)。nNOS 主要存在于视网膜、自主神经纤维、大脑皮层、海马、垂体后叶、丘脑、嗅球区粒细胞层、骨骼肌细胞和平滑肌细胞。eNOS 主要存在于血管内皮细胞、支气管内皮细胞和海马锥体细胞层。iNOS 则主要存在于肝细胞、单核巨噬细胞、内皮细胞和成纤维细胞。

72. 气道中一氧化氮是怎样产生的

在呼吸系统的一些细胞可以生成 NO。气道内存在两种 NOS,即 eNOS 和 iNOS。eNOS 存在于血管内皮细胞、气道及肺泡上皮细胞、非肾上腺非胆碱能(NANC)神经细胞、中性粒细胞、肥大细胞及血小板中,其激活依赖 Ca^{2+} 钙调蛋白系统,数秒或数分钟即能合成 NO,不被糖皮质激素抑制。iNOS 存在于肺泡巨噬细胞、血管平滑肌细胞、气道上皮细胞、中性粒细胞、成纤维细胞。

73. 一氧化氮在血管调节中的作用是怎样的

一氧化氮(NO)是血压调节的主要因子。在生理状态下,当血管受到血流冲击、灌注压突然升高时,NO 作为平衡使者维持其器官血流量相对稳定,控制全身各种血管床的静息张力,其舒张血管的作用可增加局部血流,故能降低全身平均动脉血压。

NO 还是维持冠状动脉舒张反应的重要物质。冠状动脉内一定量的 NO 的自发释放,既能拮抗 α - 肾上腺素能神经的缩血管反应,又参与 $β_2$-

肾上腺素能神经的扩血管作用,以维持较低的冠状动脉张力。

现已发现,NO 的代谢异常与心血管疾病关系密切,参与了动脉粥样硬化(AS)和冠心病的发生、发展。NO 则有助于防止动脉粥样斑块和硬化的形成和发展。NO 还可抑制血小板的活化和聚集,被称为内源性血小板聚集和黏附抑制物,其作用机制与扩血管作用相似。

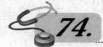

74. 一氧化氮在神经系统中的作用是怎样的

一氧化氮(NO)作为一种特殊的气体生物信使分子,是重要的神经递质。在中枢神经系统内,NO 通过扩散,作用于相邻的周围神经元,如突触前神经末梢和星状胶质细胞,激活 GC,从而提高水平 cGMP 水平,产生生理效应。NO 可诱导与学习、记忆有关的长时程增强效应(LTP),并在其 LTP 中起逆信使作用。作为外周神经递质,NO 主要在支配消化、生殖、呼吸、循环等系统的自主神经中起作用。当神经受刺激时即可产生 NO。它从非肾上腺素能非胆碱能神经(NANC)末梢即突触前释放,通过扩散作用于内脏平滑肌靶细胞上,能使胃肠道、盆腔内脏、气管和心血管的平滑肌松弛,也能使阴茎海绵体血管、括约肌松弛,实现阴茎勃起。NO 还可参与神经系统形态的发育,并可影响其他神经递质的释放。正常生理条件下产生的 NO 主要是一种神经信使。但当内源性和外源性 NO 过量时,可启动神经毒性级联反应导致神经毒性。

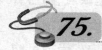

75. 一氧化氮在免疫系统中的作用是怎样的

当体内内毒素或 T 细胞激活巨噬细胞、多形核白细胞时,能诱导产生大量的 iNOS 和超氧化物阴离子自由基,从而合成大量的 NO 和 H_2O_2,这在杀伤入侵的细菌、真菌等微生物和肿瘤细胞、有机异物及炎症损伤等方面起着十分重要的作用。NO 还可抑制多核中性粒细胞向冠状动脉内皮细胞的黏附与聚集,减轻内皮炎症。目前认为,经激活的巨噬细胞释放的 NO 可以通过抑制靶细胞线粒体中三羧酸循环、电子传递和细胞 DNA 合成等途径,发挥杀伤靶细胞的效应。免疫反应所产生的 NO 对邻近组织和能够产生 NOS 的细胞也有毒性作用。某些与免疫系统有关的局部或系统组织损伤,血管和淋巴管的异常扩张及通透性等,可能都与 NO 在局部的含量有着密切的关系。

 **76. 吸入一氧化氮在肺血管性病变中的治疗进展如何**

(1)吸入 NO 对急性呼吸窘迫综合征(ARDS)的治疗作用:ARDS 的病理生理改变主要为肺动脉高压和低氧血症。其作用机制可能与以下因素有关:①吸入的 NO 气体,激活可溶性鸟苷酸环化酶,提高细胞内 AMP,从而引起肺血管扩张作用;② NO 只对通气良好的肺血管区有局部扩张作用,增加该处的肺血流,而对通气不良的肺血管区无作用,因此有利于改善V/Q 比例失调,提高氧合作用;③ NO 有可能抑制血小板凝集及白细胞黏附作用;④吸入 NO 可降低吸氧浓度,因此可减少高浓度氧对肺的毒性影响。目前,与血管扩张剂比较,吸入 NO 是治疗 ARDS 的重要进展,对 ARDS 合并有较高肺动脉高压的患者可使肺动脉压降低及提高氧合作用。然而,单独应用吸入 NO 疗法不一定能提高 ARDS 的生存率,尚需要与其他治疗相结合才有可能改善 ARDS 的预后。

(2)吸入 NO 对缺氧性肺血管收缩的治疗:缺氧性肺血管收缩(HPV)反应可能是内皮依赖性的,内皮细胞释放 NO 的减少是肺泡缺氧、肺血管收缩的原因之一。因此,HPV 的发病机制可能与内源性 NO 合成分泌减少有一定关系。也有人推测 COPD 等慢性缺氧患者的肺动脉内皮受损可能与 NO 合酶的活性降低有关。吸入 NO 可以抑制肺血管收缩而不影响体血管阻力及心输出量的优点将为治疗 HPV 及 COPD 肺动脉高压等疾病带来良好的希望,但治疗效果等尚待进一步研究。

(3)吸入 NO 对高原性肺水肿的治疗:研究结果显示,高原性肺水肿患者 NO 合成减少,吸入 NO 可有效治疗高原性肺水肿。

(4)吸入 NO 对慢性阻塞性肺疾病(COPD)的治疗作用:由于长期以来

存在严重通气／灌注比例失调,患者反复感染,导致严重的缺氧,造成肺血管阻力升高,是肺心病的早期表现。与正常人比较,COPD 急性期患者 NO水平明显降低。

（5）吸入 NO 对新生儿持续性肺动脉高压（PPHN）的治疗:新生儿持续性肺动脉高压主要病理生理改变为肺动脉高压、通气／灌注比例失调及肺内右向左分流增加。临床中使用常规治疗方法很难取得理想的治疗效果。常用的血管扩张剂可降低肺动脉压,但同时也降低体循环血压,增加肺内分流使心功能恶化。而 NO 既可选择性降低肺动脉压,又可改善血流比例失调及提高氧合使用。

77. 吸入一氧化氮与气管平滑肌神经调节的关系如何

一氧化氮（NO）与非肾上腺非胆碱能神经呼吸道的功能受交感神经、副交感神经及非肾上腺素能非胆碱能神经（NANC）的调节。目前已证明,抑制性非肾上腺素能非胆碱能神经（iNANC）是人类气道中唯一的神经性支气管扩张通路。NO 可能是 iNANC 末梢释放的主要传导介质,研究证明 NOS 拮抗剂可抑制豚鼠的 iNANC 所引起的气管平滑肌舒张反应,提示内源性 NO 可能参与 iNANC 的作用。NO 作用于气管平滑肌,使细胞内cGMP 浓度上升而导致气管平滑肌舒张。有人推测,iNANC 细胞的 CNOS功能障碍,使 NO 合成不足或释放的 NO 被气道炎症所产生的炎症介质所降解,是气道高反应性发生的机制之一。

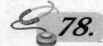

78. 一氧化氮与气道炎症的关系如何

肺泡巨噬细胞、血管内皮细胞以及中性粒细胞等细胞受多种细胞因子及内毒素刺激后,其 iNANC 可能被激活生成 NO,参与炎症反应及改变血管通透性。NO 能发挥细胞毒作用,可杀伤微生物及肿瘤细胞,具有一定的免疫调节作用。NO 在酸性条件下,可变为对局部产生机体防御功能,但过量则可能会导致气道黏膜水肿、充血及炎症反应。气道内 iNOS 高水平持续激活及气道局部大量 NO 产生。

导致气道炎症的机制如下：①局部高浓度 NO 有细胞毒性作用，使气道组织坏死，上皮细胞脱落；② NO 作为血管扩张剂，使气道黏膜充血，并可增强毛细血管渗出，导致气道黏膜水肿，加重气道阻塞；③ NO 与氧反应生成 OONO，释放氧自由基，可造成细胞壁损伤及细胞功能障碍；④ NO 可选择性作用 CD34-Th1 淋巴细胞，从而使 CD4+ 淋巴细胞大量增殖，释放 IL-4 及 IL-5，加重气道嗜酸性细胞浸润，可能是支气管哮喘气道慢性炎症及其诱发气道高反应性的重要原因之一。

79. 一氧化氮与支气管哮喘研究进展如何

NO 是参与气道炎症、调节气道 NANC 及支气管平滑肌舒张等过程的内源性生物活性物质。因此，呼吸系统疾病尤其是支气管哮喘的发病机制与 NO 的关系日益受到人们的关注。通过支气管黏膜活检发现，支气管哮喘患者的支气管黏膜上皮组织中的 iNOS 活性高于普通正常人。同时有人证明，支气管哮喘患者呼出气中 NO 浓度增加，炎性细胞因子 IL-1、TNF-α、GM-CSF 等诱导气道上皮细胞合成 iNOS 可能是呼出气中 NO 增加的主要原因，此外，肺巨噬细胞及中性粒细胞释放 NO 也增强。哮喘患者呼出气中 NO 增加是气道炎症反应的结果。因此，有学者提出，监测呼出气 NO 浓度可作为气道炎症及哮喘发作严重程度的判断指标。由于支气管哮喘是一种气道慢性炎症疾病，支气管哮喘患者的炎症细胞产生的超氧化物阴离子等氧自由基可能会使 NO 活性降低，这也许是哮喘患者的 NANC 释放 NO 障碍的原因之一。因此，最近有人试图通过将吸入外源性 NO 作为一种治疗支气管哮喘的方法。

总之，NO 对人体气道具有双重的作用，NO 有松弛气道平滑肌及感染的防御功能，但过量的 NO 又可能导致气道炎症及肺损伤。在支气管哮喘的治疗方面，可以通过促进 NANC 末梢释放 NO 或吸入外源性 NO 以缓解支气管痉挛，还可以选择性阻断 iNOS，通过减少内源性 NO 的过量产生以减轻气道炎症。但是，吸入 NO 疗法对支气管哮喘的作用机制、有效浓度及副作用等尚不清楚，目前需要更深入的基础研究及临床验证。

九、气道湿化疗法

80. 什么是气道湿化疗法

在某些病理情况下，如施行气管插管或气管切开时，上呼吸道加温和湿化的功能丧失，吸入气体必须全部由气管及其以下的呼吸道来加温和湿化，呼吸道分泌物中水分的丢失因此增加。如果患者高热、呼吸频快、过度通气或吸入干燥气体（如吸氧或机械通气时湿化不足），均可导致呼吸道的水分和热丢失显著增加，造成不良后果。

湿化疗法是指应用湿化器将溶液或水分散成极细微粒（通常为分子形式），以增加吸入气体中的湿度，呼吸道和肺吸入含足够水分的气体，达到湿润气道黏膜、稀释痰液、保持黏液纤毛正常运动和廓清功能的一种物理疗法。

81. 气道湿化疗法有哪些适应证

（1）建立人工气道的患者，无论是否应用机械通气，均应实施气道湿化。

（2）机械通气患者必须实施气道湿化。

（3）对于痰液黏稠、咳嗽反射减弱的患者需加强湿化，以使痰液稀便于排出。

（4）气道高反应性（如哮喘）患者吸入干冷空气可诱发气道痉挛，应将吸入气体湿化和温化。

（5）在吸入干燥气体和病室内空气干燥时应湿化，以保护鼻和气道黏膜，防止鼻出血和气道炎症。

（6）高热、全身脱水或利用利尿会使呼吸道丢失的水分增多时,除针对基础疾病和诱发因素进行治疗外,必要时进行气道湿化。

82. 气道湿化主要有哪些方法

（1）气泡式湿化器:临床上常用的湿化装置。氧气通过筛孔后形成小气泡,可增加氧气和水的接触面积,筛孔越多,接触面积越大,湿化效果越好。

（2）加热湿化器:气道温度:32～37℃,气道湿度:100％,湿化器类型:带加热导线/无加热导线/HME(3天),湿化量:>250毫升/天。

（3）雾化加湿器:将湿化液通过加温或非加温雾化吸入呼吸道和肺部。为避免心功能损害或血氧分压下降患者雾化后缺氧,多主张采用小雾量、短时间间断雾化法,即每隔两小时雾化吸入10毫升,以避免长时间雾化导致血氧分压下降。

（4）温湿交换过滤器(人工鼻,HME):是由数层吸水材料及亲水化合物制成的细孔网纱结构的装置,使用时一端与人工气道连接,另一端与呼吸机管路连接。其作用原理是,当气体呼出时,呼出气体内的热量和水分保留下来,吸气时气体经过人工鼻,热量和水分被带入气道内。人工鼻对细菌有一定的过滤作用,能降低管路被细菌污染的危险性;应用方便,无需特殊技术可避免湿化过度及不足的情况;不会输入温度过高的气体,避免气道灼伤;有滤过细菌的作用,减少肺部感染机会;死腔量少,不会增加无效通气。

（5）气道内滴注加湿:直接间断滴注法利用注射器抽吸湿化液2～3毫升,脱下针头后从插管壁缓慢注入。此法为目前较为常用的湿化方法,但由于直接滴注一次注入药量较大,易引起刺激性咳嗽、心率加快、血氧饱和度下降、血压升高等并发症。同时,由于刺激性咳嗽会将部分湿化液喷出,影响湿化效果。持续给药法利用输液泵(注射泵)持续将湿化液注入气道内。

83. 如何选择气道湿化液

（1）灭菌注射用水：为低渗液体，通过湿化吸入，为气管黏膜补充水分，保持黏膜纤毛系统的正常功能。主要用于呼吸道分泌物黏稠、呼吸道失水多及高热、脱水患者。对呼吸道的刺激较大，若用量过多，可造成气管黏膜细胞水肿，增加呼吸道阻力。

（2）0.9％的生理盐水：采用0.9％的生理盐水作为湿化液是临床上一直沿用的气道湿化的常规护理。

（3）0.45％的生理盐水：采用0.45％的盐水湿化效果优于生理盐水，0.45％的盐水吸入后在气道内再浓缩接近生理盐水，对支气管没有刺激作用，临床上可用于刺激性呛咳剧烈的气管切开患者。

（4）碳酸氢钠：在痰液黏稠度转化时间方面，用1.5％碳酸氢钠作湿化液明显优于生理盐水作湿化液。有文献报道，用1.25％碳酸氢钠与生理盐水持续气道湿化作对比研究，结果显示，1.25％碳酸氢钠对肺部真菌感染明显低于生理盐水。

84. 如何确定湿化量及间隔时间

正常人每天从呼吸道丢失的水分为200～500毫升，建立人工气道后，每天丢失量剧增。因此，必须考虑湿化量，以免湿化不足或过度。成年人以350毫升/天为最低量，确切量应视临床情况而定。对于早期机械通气患者而言，宜增加湿化量。湿化量根据痰液的黏稠度、痰液量及患者的生理需要及时调整。

85. 如何判定湿化的效果

（1）湿化满意：痰液稀薄，能顺利吸引出或咳出；听诊气管内无干鸣音或大量痰鸣音；呼吸通畅，患者安静。

（2）湿化过度：痰液过度稀薄，需不断吸引；听诊气道内痰鸣音多；频繁咳嗽，烦躁不安，人机对抗；可出现缺氧性发绀、血氧饱和度下降及心率、血压等改变。

（3）湿化不足：痰液黏稠，不易吸引出或咳出；听诊气道内有干鸣音；导管内可形成痰痂；患者可出现突然的吸气性呼吸困难、烦躁、发绀及血氧饱和度下降等。

86. 气道湿化有哪些并发症

（1）呼吸道感染：气管切开后，鼻腔不能发挥过滤气体的正常生理功能，加之反复吸痰和湿化，如果不重视无菌操作，可导致患者呼吸道继发感染。应加强病房环境清洁和消毒，定时为患者做口腔护理，正确消毒和使用吸痰、湿化器械。

（2）窒息和淹溺：干燥结痂的痰液具有吸水性，湿化后易软化膨胀，可堵塞气管、支气管引起窒息，故应严格掌握和逐步增加湿化量，正确、有效地吸痰，及时清除痰块，密切观察患者的呼吸状况，及时进行肺部听诊，控制湿化液滴入速度，防止调节失控，致使气管内突然进入大量液体而引起淹溺。

（3）支气管痉挛：湿化液加入某些刺激性的药物时，或雾化滴水珠作为异物进入支气管时，可以引起支气管痉挛，可用解痉药，必要时可与支气管扩张剂合用；有刺激性的药物要稀释到安全浓度内。对频繁发生支气管痉挛的患者，勿用支气管内直接滴注湿化法，最好选用超声雾化吸入，避免水滴刺激引起的支气管痉挛。

（4）肺水肿：对心、肺、肾功能不全，水钠潴留及婴幼儿等患者做湿化治疗时，要严格控制雾化量，避免短期内湿化量超过支气管和肺泡的清除能力而发生肺水肿或水中毒。

（5）其他：如触电或电击伤，低体温或高体温，气道灼伤或烧伤，低通气和（或）气体潴留、死腔增加、气道阻力或压力增加、呼吸肌做功增加，医院感染风险增加，管路积水、人机对抗等，临床工作中应予以重视并注意防范,出现后及时处理。

十、气溶胶吸入疗法

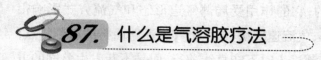

87. 什么是气溶胶疗法

气溶胶是由固体或液体小质点分散并悬浮在气体介质中形成的胶体分散体系,又称气体分散体系。其分散相为固体或液体小质点,其大小为0.001~100微米,分散介质为气体。气溶胶吸入疗法是一种以呼吸道和肺为靶器官的直接给药方法,应用特制的气溶胶发生装置将药物制成气溶胶微粒,吸入后沉降于下气道和肺泡,达到治疗疾病、改善症状的目的。气溶胶微粒有一个十分有利的表面积与容量的比例,有利于药物迅速弥散,进入气道后有广泛的接触面且作用部位直接。给药剂量很低,体内的吸收很少,因此不良反应很轻微。药物开始作用的时间迅速,作用持续的时间也让人满意。

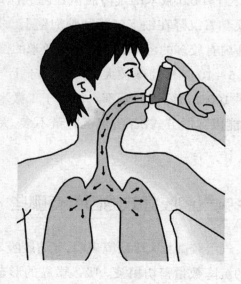

88. 哪些因素决定气溶胶微粒在气道内沉降

决定气溶胶微粒在气道内沉降的力学机制主要有：

（1）惯性冲撞：惯性的大小与其重量和速度有关。以惯性冲撞的方式沉降一般都是瞬间发生的，它的作用受局部气道形态和气流方式影响很大。大气道的总截面积小，气流速度快，加上上气道通路曲折的解剖特点，使气溶胶颗粒在随吸气气流进入时不能直线前行，而是不断发生急剧的方向变化，如在鼻和咽部受到弯曲和旋转，在喉部受到阻挡，在气管隆突和支气管分叉内不断地被分流。惯性冲撞沉降主要发生于大气道（咽、喉、气管和主支气管）和较大的微粒（直径 > 5 微米的微粒）。

（2）重力沉积：需要有一个时间依赖的过程，因为微粒以重力形式在气道内集聚的有效性随其在气道内停留的时间而增加。慢气流、长时间和短距离（气道管径小，沉降距离短）有利于重力沉积。因此，重力沉积主要发生于下气道和较小的微粒。直径 1 ~ 5 微米的微粒主要沉降于第 10 ~ 17 级支气管壁。直径 0.5 ~ 1 微米的微粒主要沉降于细支气管壁和肺泡壁。

（3）弥散系数：当 ≤ 0.5 微米的气溶胶微粒随气流进入下呼吸道时，以布朗运动的方式黏着沉降在细支气管和肺泡壁上。直径 1 ~ 5 微米的微粒在下气道和肺内有较多的沉降，其中 1 ~ 3 微米的微粒在细支气管和肺泡内沉降，直径 5 ~ 10 微米的微粒大部分沉降于上气道，大于 10 ~ 15 微米的微粒即几乎 100% 沉降于口咽部。而小于 1 微米的微粒吸入肺后悬浮于空气中，虽能以弥散方式沉降，但沉降量不多，大部分随呼气流又被呼出。

89. 影响气溶胶疗效的因素有哪些

（1）物理因素：气溶胶微粒大小研究表明，气溶胶吸入的疗效与药物微粒在气道和肺内的沉降数量密切相关。吸入微粒的形态和密度对沉降也有影响，形态不规则的非球形微粒，比球形微粒容易沉降于上气道。微粒的密度增加,沉降量也随之增多。

(2)呼吸方式:气溶胶微粒的沉降情况与患者的呼吸类型也有密切关系,增大潮气量,减慢吸气流速,即保持深而慢的呼吸有利于增加气溶胶微粒在下气道和肺泡的沉降,反之,低潮气量的浅而快呼吸将导致吸入气溶胶微粒的分布不均,也影响微粒进入下气道。吸入后屏气可以增加 0.1~1.0 微米的微粒以弥散方式沉降,并且增加了重力沉积发生的时间。

(3)解剖因素:当气管有炎症、黏膜水肿使管径呈均匀性缩窄时,同样的吸气量可使微粒在气管的沉降率增加。因为管腔窄狭,气体流速增高,增加了惯性冲撞的机会。同时,气体通过产生黏膜壁震动,也增加微粒与管壁的接触,从而使沉降增多。当气管内存在分泌物时,可形成气-液相界面,高速气体通过时使液体产生移动波,增加与微粒接触的机会,在相同条件下气管内微粒沉降率较之无分泌物时增高 85%。

(4)气溶胶发生装置:气溶胶发生装置的类型和功能不同,所产生的微粒大小也不一样,故对疗效有重要影响。

(5)吸入药物的药代动力学:药代动力学对吸入药物的药理学和药效学具有重要影响。选用气道内有很高的局部活性,而吸收至全身时很快灭活的药物,如吸入用激素,可减轻或避免全身的不良反应。若为了让药物能经气道吸收,在身体其他部位发挥作用,则应选用呼吸道黏膜吸收好、局部代谢率低的药物。

90. 气溶胶的发生系统有哪些

气溶胶的发生系统主要有雾化吸入装置(SVN)(包括超声雾化器和喷射雾化器)、定量吸入装置(MDI)和干粉吸入装置(DPI)。

(1)超声雾化器:通过超声发生器薄板的高频震动将液体转化为雾粒,雾化容积大(20 毫升)。其缺点是用药量大、浓度低、颗粒大小无选择性,不能雾化某些药物(如大分子化合物),患者耐受性差,不能彻底洗涤和消毒。

(2)喷射雾化器:喷射雾化器的驱动力为压缩空气或氧气气流,高速气流通过细孔喷嘴时,在其周围产生负压携带贮罐内液体,将液体卷进高速气流被粉碎成大小不等的雾滴。雾滴颗粒 99% 以上由大颗粒组成,通过喷嘴前方挡板的拦截碰撞落回贮罐内从而除去较大颗粒,使雾粒变的细小,撞落的颗粒重新雾化。其优点是:雾化容积小(8 毫升),用药量少,浓度高,颗粒大小选择性强,可同时雾化几种药物,患者耐受性好,可以彻底洗涤和消毒。

(3)高流量药氧雾化吸入器:其特点是用药量少,雾化后分子较小,有氧气做动力,可使雾化液进入较小气道,可同时吸氧,改善缺氧症状,固定患者使用,减少交叉污染。但流量大(6~8 升/分),危险性大,不建议使用。

(4)定量吸入器:密闭的储药罐内盛有药物和助推剂,药物溶解或悬浮于液体助推剂内。罐内压力为 400 千帕的恒定压力,气溶胶微粒直径为3~6 微米。10% 药液到达肺脏,50% 因惯性冲撞停留在口腔。然后被咽下,最后 90% 的药物被吞咽入胃。常用药物有沙丁胺醇、必可酮。

(5)干粉吸入器:包括单剂量吸入器和多剂量吸入器,常用的有涡流式(都保)、碟式吸入器(舒利迭)。其优点是携带方便,简化操作程序,无需抛射剂。缺点是易产生刺激和咳嗽(添加剂),使用者需要较大的吸力,药粉必须干燥,哮喘急性发作的患者无法使用。

91. 可以雾化吸入的药物有哪些

(1)支气管扩张剂

β_2 受体激动剂:①短效类:可维持 4~6 小时,如沙丁胺醇、特布他林吸入后 5 分钟即可起效,15 分钟可达高峰,药效可维持 4~6 小时。②速效类:可数分钟起效,主要有福莫特罗,长效可维持 12 小时;沙美特罗,缓慢起效,一般为半小时左右。

抗胆碱能药物:常用药物为异丙托溴胺,水溶液浓度为 0.025%。吸入剂量的 10%~30% 沉积在肺内,胃肠道黏膜吸收量少,对呼吸道平滑肌具有较高的选择性。吸入后 10~30 分钟起效,1~2 小时作用达高峰,1 次吸入后作用可维持 6~8 小时。

（2）糖皮质激素吸入型：目前可供吸入的激素有氟替卡松、布地奈德、二丙酸倍氯米松，药物浓度为1毫克/2毫升，每次使用2毫升，每日2~3次。雾化吸入布地奈得起效迅速，10~30分钟即可发挥作用。

（3）复合制剂：如舒利迭（沙美特罗替卡松粉吸入剂）、信必可（布地奈德福莫特罗粉吸入剂）等。

（4）黏液溶解剂：盐酸氨溴索可调节呼吸道上皮浆液与黏液的分泌；刺激肺泡Ⅱ型上皮细胞合成与分泌肺泡表面活性物质，维持肺泡的稳定；增加呼吸道上皮纤毛的摆动，使痰液易于咳出。其溶液浓度为15毫克/毫升。α-糜蛋白酶虽能降低痰液黏稠度，使痰液稀释易排出，但长期雾化吸入会导致气道上皮鳞状化生，并偶可致过敏反应。

（5）抗感染药物：喷他脒用于治疗肺孢子虫肺炎（PCP）；利巴韦林主要针对呼吸道合胞病毒的严重感染；妥布霉素被批准可用于慢性呼吸道铜绿假单胞菌感染的囊性纤维化患者，其目标是治疗或预防铜绿假单胞菌早期定植，维持目前肺功能状态及减少急性加重发作次数；多黏菌素；两性霉素B雾化吸入可预防及治疗移植患者气道真菌感染，具有局部浓度高、针对性强及全身副作用小等优点，但未得到美国国家食品药品监督局（FDA）批准作为雾化使用，仍以静脉口服为主。

92. 为什么目前不建议使用庆大霉素雾化给药

（1）庆大霉素由于其分子中含多个羟基和碱性基团，属碱性、水溶性抗生素，在碱性环境中呈非解离状态，作用效果好。而脓痰的酸性和厌氧环境常影响氨基糖苷类的抗菌活性，故此类药物用于雾化吸入有一定局限性。动物试验表明，庆大霉素既会对气道黏膜产生刺激作用，从而引发炎性反应，气道内炎症细胞及介质聚集，继发性自由基损害等；又会对气道黏膜产生毒性，使气管黏膜上皮表面黏液纤毛清除功能受损。

（2）庆大霉素雾化给药并非常规方式，常规方式为静脉滴注和肌内注射。目前尚无雾化剂型，通常是用注射剂型替代，属于经验性用药，缺乏规范,且用量难以把握,也就难以保证局部达到有效药物浓度,反而容易引起过敏反应或导致局部耐药性产生。

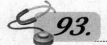

93. 怎样才能有效地实施吸入疗法

为了达到有效的吸入治疗必须具备三方面的要求:

(1)对药物的要求:应具备肺的高亲和力,在局部起抗炎作用后,很快被灭活,即使有小量入血,在肝内也很快被破坏,即首过效应高,全身生物利用度低。

(2)对装置的要求:要能把药液雾化成以 3~5 微米主的气雾或粉雾,使能被吸入及沉淀于气道黏膜,大于 5 微米的颗粒吸不进,小于 1 微米的颗粒不会沉着,悬浮于气道中还会被呼出。

(3)对人的要求:要配合,要有一定的潮气量,一定的吸气流速,一定的配合技巧。

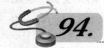

94. 气溶胶吸入疗法的临床应用有哪些

(1)用气溶胶诊断和评价各种肺疾病:纤毛功能障碍时,可用气溶胶颗粒的黏液纤毛廓清时间来评价;可用支气管激发试验来证明患者是否存在气道高反应性,以协助诊断支气管哮喘,常用支气管激发药物有醋甲胆碱、组胺等;吸入放射性标记气溶胶依靠检测器来检查其肺内分布,即所谓"肺通气扫描",可协助诊断肺血管疾病(如肺栓塞)或局限性气道疾病。

(2)吸入疗法在治疗方面的应用:在治疗哮喘和阻塞性肺疾病、肺实质感染性疾病方面应用吸入疗法普遍取得明显疗效。近年来,吸入疗法在治疗其他疾病方面的应用也正在迅速增加,如吸入利巴韦林治疗呼吸道合胞病毒感染,吸入局部作用的皮质激素治疗肺结节病,吸入麦角胺治疗血管性头痛和偏头痛,吸入肝素进行全身抗凝,吸入肺泡表面活性物质治疗急性呼吸窘迫综合征(ARDS)等,都已取得明显进展。

95. 气溶胶吸入治疗的不良反应和并发症有哪些

（1）药物的不良反应

支气管扩张剂：①拟交感类制剂的不良反应有心动过速、血压改变、心悸、对中枢神经系统的影响（头痛、精神紧张、易激动、焦虑、失眠症）、肌颤、恶心、血糖增高、动脉血氧分压降低、阵发性咳嗽或伴晕厥；②副交感神经药物的不良反应有口和皮肤干燥、心动过速、视物模糊、吞咽困难、发声困难、排尿困难、意识模糊或过度兴奋。

平喘药：支气管痉挛、声嘶和口干。

黏液溶解剂：支气管痉挛、支气管黏液增多和恶心。

皮质激素：上气道的真菌（如念珠菌或曲菌）感染、喉部刺激、口干和咳嗽。

抗微生物制剂：过敏反应和对某种药物的特殊反应。

（2）支气管痉挛和鼻刺激：气道高反应性患者,当吸入气溶胶时,易引起气道阻力的增加,诱发患者的阵发性咳嗽,严重者甚至发生晕厥。个别患者吸入支气管扩张剂后,不仅没有产生支气管扩张,反而诱发支气管痉挛,所谓"矛盾性反应"。过多吸入治疗鼻炎的药物可引起血管过度收缩后的舒张,即所谓"反跳"。

（3）感染播散：如果没有执行严格的消毒制度或消毒方法不当,可发生气溶胶系统的细菌污染。大容量雾化器具有最大的危险性,革兰阴性杆菌是最常见的感染致病原。工作人员在更换雾化溶液或水时手的污染,受污染的冷凝液的回流以及应用受污染的水都可能导致感染的播散。

（4）气道灼伤：当加热雾化器底板安置不当或热保护装置发生故障,贮水罐的水溢出,加热气体直接吸入时,可发生气道烧灼伤,气道温度超过44℃可烧伤气道黏膜表面。

（5）过度水化或盐负荷：长期或持续应用高输出量雾化器来雾化吸

入的患者可发生液体或氯化钠的过度负荷。气管插管机械通气的患者,因没有通常的呼出水分的丢失,以及抗利尿激素水平的增加,可发生水的正平衡,新生儿或儿科患者、肾衰竭和充血性心力衰竭患者的危险性最大。监测尿量、体重、电解质浓度和肺分泌物的黏稠度可及时发现这方面的问题。

96. 如何避免雾化吸入的并发症或不良反应

(1)定期消毒雾化器,避免污染和交叉感染。

(2)支气管痉挛严重时,以定量吸入装置(MDI)吸入受体激动剂的剂量虽然可以适当增加,但应反对超常剂量的应用,尤其是老年人,以避免严重心律失常的发生。

(3)注意少数患者雾化吸入后,不仅没有出现支气管舒张,反而诱发支气管痉挛,即所谓"治疗矛盾现象",其原因可能是药液低渗、防腐剂诱发、气雾的温度过低或对药液过敏,应寻找原因,注意避免。

(4)长期雾化吸入抗菌药物者应监测细菌耐药、体内菌群失调和继发霉菌感染等副作用。

(5)能引起过敏反应的药物,如青霉素类、头孢菌素类等,吸入前应先做过敏试验。

(6)对呼吸道刺激性较强的药物不宜做雾化吸入。油性制剂也不能以吸入方式给药,否则可引起脂质性肺炎。

十一、肺的康复治疗

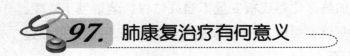

97. 肺康复治疗有何意义

随着医学科学的发展,人们对健康和疾病的发生、发展以及转归等方面有了更深的认识和更高的要求。医护人员的职责不仅是为患者诊断和治疗疾病,减轻痛苦,更重要的还要帮助患者尽可能地恢复身心健康,恢复病后器官功能,减少疾病的复发。既往很长一段时间内,人们只重视呼吸系统疾病的治疗,认为形成的肺功能损害将无法恢复,因而忽视了肺康复治疗,导致医生和患者均对疾病持有悲观失望的态度。随着疾病的发展而发生呼吸困难,呼吸困难限制了患者的活动,活动减少使疾病加重,疾病加重使活动进一步受限,导致恶性循环。近些年来,通过对患者采取全面的肺康复医疗措施,包括对患者卫生教育、心理和药物治疗、氧疗和气溶胶吸入治疗、物理疗法、呼吸和全身运动锻炼,以及营养支持等,患者的症状可明显改善,呼吸运动的耐力和效率增加,自信心和生活自理能力加强,生活质量提高,住院次数减少,延长寿命和降低死亡率。肺康复治疗不需要高级的医院和复杂的设备,经济上的较少投入,这对于医疗费用也是一种有效可行的节约措施。

肺康复的总体目标:①缓解或控制呼吸疾病的急性症状及并发症;②消除疾病遗留的功能障碍和心理影响,开展积极的呼吸和运动训练,挖掘呼吸功能潜力;③教育患者如何争取日常生活中的最大活动量,并提高其对运动和活动的耐力,增加日常生活自理能力,减少住院。所以肺康复医疗可以认为是临床治疗的延续,是有效治疗慢性严重肺疾病不可缺少的一部分。同时,肺康复医疗又不仅是治疗,也是积极主动的对肺疾病的预防。

98. 肺康复治疗如何实施

（1）肺康复治疗涉及多学科,其方案的制订和实施需要多学科专家参与,根据每位患者的具体情况,制订一个综合的、多方面、有效的治疗方案。康复医疗队伍的组成应该有多学科的人员或队伍,包括有经验的呼吸科医师、护师,呼吸治疗师、心肺功能测定技师、理疗师、运动体疗师、精神病医师、心理学家、社会工作者、职业病治疗师、营养师等,可根据患者的情况和需要提供必要的咨询和服务,其中至少有一位专职工作人员。

（2）个体化需要对每位患者的肺疾病及其功能损害的严重程度进行客观评价，以便制订一个适合患者情况的切实可行的康复方案。

（3）既要关心患者生理学功能，也要关心患者心理、情感和社会问题，并进行理想的医学治疗以改善肺功能。

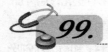

99. 哪些患者适合进行肺康复治疗

肺康复治疗主要适用于具有慢性肺疾病的症状，具有疾病引起的功能受限，有主动积极参加康复治疗的愿望和信心，没有其他妨碍或不稳定的情况，病情已趋稳定，常规康复治疗不会引起加重的患者。主要有：①慢性阻塞性肺疾病（慢阻肺）；②支气管哮喘；③胸壁疾病；④肺囊性纤维化；⑤间质性肺疾病；⑥神经肌肉疾病；⑦围手术期；⑧肺移植手术前后；⑨肺减容手术前后；⑩其他慢性疾病导致的肺功能损害。

100. 综合性肺康复治疗措施有哪些

（1）宣传教育：教育的目的是讲解疾病知识，提高患者自我保护和防治疾病的能力，明确康复医疗对自己的好处和解除对疾病的忧虑。

（2）戒烟和避免环境污染：患者应避免空气污染和吸入其他刺激性气体，避免和呼吸道感染患者接触。在呼吸道传染病流行期间，应尽量避免去人群密集的公共场所或参加大型集会。

（3）呼吸训练和运动：呼吸训练的目的是以缓慢的深呼吸增加肺泡通气、提高呼吸效率、维持适当气体交换和缓解呼吸困难。最常用的技术是缩唇呼吸和胸-腹肌呼吸动作的配合，以减慢呼吸频率和改善呼吸肌的协调。让具有一定体力和肺功能的患者（如肺囊性纤维化患者）进行适当体力活动，运动处方应包括：①运动方式；②运动强度；③运动时间；④运动频率。运动方式可选择散步、游泳、踏车或根据当地情况，做呼吸操、打太极拳、练气功等,选择的运动方式应是患者自己喜欢和愿意做的。

(4)精神和心理的康复:肺疾病患者常见的症状有不安、焦虑、抑郁(害怕呼吸困难)、易怒、情感淡漠或孤独等症状。患者常常久坐不动,或过分依赖于家属,朋友或医疗机构。医生应热情、友好地与患者交谈,提供心理上的支持,同情和了解患者的痛苦和症状,解除患者的一些不必要的思想顾虑。一些症状严重的患者还可给予适当的药物治疗。

(5)药物治疗:活动之前雾化吸入支气管舒张剂15~20分钟,可逆转或预防支气管痉挛,改善患者的活动能力。

(6)雾化吸入:气道分泌物黏稠或痰少不易咳出的患者可应用黏液促动剂雾化吸入,或以温盐水来湿化气道,但对痰量稀多,咳嗽反射不强的患者不宜应用。

(7)氧疗:有明显低氧血症的患者可给予持续低流量吸氧,在心理试验、活动协调、运动耐力和睡眠方式诸方面可得以改善。

(8)肺部理疗和运动锻炼:肺康复医疗中常用的肺理疗技术有精神放松技术,呼吸锻炼、胸部叩拍和支气管体位引流。

(9)精神放松技术:用于帮助患者控制焦虑、忧郁、紧张和恐惧的精神状态,患者的呼吸困难感觉可产生心理压力和精神紧张,紧张可耗损体力,恶化病情。精神放松技术可应用机能反馈疗法,也可让患者作画、练书法,在安静环境中聆听悠扬动听的起镇定作用的音乐。

(10)营养的评价和调理:慢性阻塞性肺疾病(COPD)患者一般给予低脂、复合碳水化合物饮食。伴高碳酸血症者则应给予低碳水化合物、高脂肪饮食,这有助于减少二氧化碳产量。应对患者营养状况进行认真评估并给予必要的饮食指导。例如,饮食时应避免过多的液体量,因液体量过多可引起水肿和加重心脏负担。肥胖患者应设法减轻体重以减少呼吸功。呼吸困难、辅助呼吸肌的过度工作增加热能消耗、体重进行性下降的患者,适当补充营养是很重要的。

(11)社会心理的评价和调整:成功的肺康复医疗必须处理患者身体上的疾病,也解决心理上的障碍。对患者的社会心理状态进行认真评价是一项细致的重要的工作,也是综合性康复医疗的组成部分。某些神经精神药物在控制患者心理障碍和神经症状方面具调节作用。治疗焦虑的药物只应短期应用,以避免药物依赖或成瘾。

(12)定期检查:定期对患者进行体格检查、肺功能及必要的实验室检查,了解分析康复医疗方案的实施和进展情况,康复治疗的效果或不良反应,对康复医疗方案做出必要调整,或提出进一步治疗的意见或建议。

101. 怎样正确进行缩唇呼吸训练

缩唇呼吸可改善通气,减少呼吸频率,降低肺泡-动脉血氧分压差,并有助于缓解呼吸困难。正常碳酸血症的自主过度呼吸,通过阻力呼吸器的用力呼吸可增加呼吸强度和耐力。

患者取端坐位,双手扶膝,舌尖放在下颌牙齿内底部,舌体略弓起靠近上颌硬腭、软腭交界处,以增加呼气气流的阻力,口唇缩成"吹口哨"状。吸气时让气体从鼻孔进入,这样吸入肺部的空气经鼻腔黏膜的吸附、过滤、湿润、加温可以减少对咽喉、气道的刺激,并有防止感染的作用。每次吸气后不要忙于呼出,宜稍屏气片刻再行缩唇呼气,呼气时缩拢口唇呈吹哨样,使气体通过缩窄的口形徐徐将肺内气体轻轻吹出,每次呼气持续4~6秒,然后用鼻子轻轻吸气。要求呼气时间要长一些,尽量多呼出气体,吸气和呼气时间比为1:2。按照以上方法每天练习3~4次,每次15~30分钟,吸气时默数1、2,呼气时默数1、2、3、4,就能逐渐延长呼气时间,降低呼吸频率。

以缩唇呼气代替慢性阻塞性肺气肿患者呼气呻吟,可通过增加气道阻力来避免外周小气道提前塌陷闭合,有利于肺泡内气体排出,有助于下一次吸气时吸入更多的新鲜空气,在增加气量和增加肺泡换气的同时,使二氧化碳排出增多,缓解病情改善肺功能。

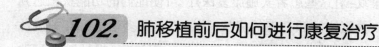

102. 肺移植前后如何进行康复治疗

移植前康复：因晚期肺疾病需要进行肺移植的患者，通常由肺移植小组进行评价，在决定进行肺移植手术治疗以后，再提交给康复治疗小组来处理。康复治疗小组对患者的情况及其需要进行评估，根据评估结果制订一个能在整个等待移植阶段都适用的康复治疗计划。等待移植的时间可能要数月，甚至数年。因为这些患者的肺疾病都已是晚期，对生命的期待有限，因此手术前这段时间的肺康复治疗的目标与一般慢性肺疾病通常应用的肺康复治疗不同。这些患者肺康复的总目标是维持功能，监测疾病的进展，预防并发症，提供有关基础肺疾病和肺移植相关知识的教育，为着急等待肺移植的患者及其亲属克服紧张、焦虑等心理，提供社会心理的支持。

移植后康复治疗：在此阶段的康复治疗，是要促进患者体质的恢复，生理功能的修复，帮助他们完成自我照料和自我评估技术，处理好新的生活方式。在移植手术恢复以后，患者就可以进行运动锻炼了。运动锻炼的目的是改善患者对体力活动的耐受性，继续评估各种症状和氧合情况，早期发现肺移植并发症，如排异反应和感染的先兆性迹象。教育的目标集中于自我照料和自我评估，适应新的医疗方案的重要性。心理治疗在于帮助患者缓解与新的需求和期待相关的紧张和不安情绪。

103. 肺减容手术前后如何进行康复治疗

在治疗严重的阻塞性肺疾病方面，肺减容外科手术已得到了广泛重视和较多的开展。在对这些患者进行术前评价和术前准备，以及术后的恢复阶段，肺康复治疗已得到广泛的推荐和实际应用。因为这些患者都患有严重的慢性肺疾病，肺功能很差，原本就是肺康复医疗的对象。

（1）手术前康复：对这些患者实施康复医疗，可使他们的功能状态达到较理想的水平，改善躯体的和心理的症状，帮助患者更多地了解有关慢性肺疾病的知识，提高自我监控和治疗（或和医生一起治疗）慢性肺疾病的技能和信心。然后患者可以根据自己的疾病严重程度和基础功能水平，下决心选择肺减容手术。

（2）手术后康复：肺康复治疗可帮助患者适应新的功能水平，重新评估疾病的症状和氧合的需要。使患者躯体和心理能尽快适应手术后功能的改变。然而，至今尚缺乏对肺减容术术前和术后肺康复治疗有效性的科学研究。今后有必要开展多中心的前瞻性随机对照研究，以评价肺康复治疗在肺减容手术前后应用的确切效果和对患者预后的影响。

104. 肺切除手术前后如何进行康复治疗

（1）肺切除前康复治疗：准备进行肺切除手术的患者，常有许多呼吸道症状，尤其是患有慢性基础性肺疾病者。需进行肺切除术的病因，大多数是因患支气管肺癌，在确诊以后，病变尚可经手术切除。

（2）肺切除康复治疗：在经历肺切除术后，这些患者的肺功能会明显下降，患者必须学会适应新的、低水平的功能状态。在手术以后，病情处于稳定期或缓解期的患者，是实施肺康复治疗的恰当人选。康复治疗可帮助他们更有效地处理躯体上和精神上的负担，改善健康状态、生理和心理上的症状，增加运动耐力，提高生活质量，并节省医疗费用，并有可能延长生存期。

105. 如何确定慢性阻塞性肺疾病患者的运动强度

大多数慢性阻塞性肺疾病患者合适的耐受运动强度的指标主要由患者运动时能够安全达到"呼吸困难程度"或"费力感觉"这两个方面来决

定的。运动锻炼要循序渐进,开始时可以只运动几分钟,以增加患者信心,但要逐步增加运动强度以便增加运动能力。运动期间可应用脉氧计来监测患者的血氧饱和度,这是评价运动时血氧水平的较可靠方法。因为低氧血症是影响 COPD 患者运动安全的主要因素,对中、重度低氧血症患者运动时血氧水平进行监测是很有好处的。当然,若有条件,也可同时监测运动时的心电图及其他指标。

106. 何谓六分钟步行试验

六分钟步行试验中可以发现肺疾病患者在运动中的低氧血症,为患者的氧疗提供依据,对于评价肺疾病、肺血管疾病、囊性纤维化、运动诱发的支气管痉挛、外周动脉病和心脏病的康复结果也具有重要的意义。

（1）方法:在平坦的地面画出一段长达 30.5 米的直线距离,两端各置一把椅子作为标志。患者在期间往返运动,速度由自己决定,在旁的检测人员每 2 分钟报时一次,并记录患者可能发生的不适（气促、胸闷、胸痛）。如患者不能坚持可暂停试验或中止试验。6 分钟结束后计算其步行距离。

（2）评价:六分钟步行试验是一项简单易行、安全、方便的试验,用以评定运动能力和运动耐力。划为 4 个等级:1 级少于 300 米,2 级为 300～374.9 米,3 级为 375～449.5 米,4 级超过 450 米。等级越低,心肺功能越差。达到 3 级与 4 级者,可说心肺功能接近或已达到正常。

（3）适用范围:主要适用于慢性肺部疾病,如慢性阻塞性肺疾病（COPD）、支气管哮喘、肺间质纤维化等;心血管疾病,如高血压、冠心病、心肌病、肺动脉高压、心力衰竭;骨骼肌肉疾病。

（4）禁忌证:①绝对禁忌证:不稳定心绞痛、急性心肌梗死;②相对禁忌证:静息状态心率大于 120 次／分,血压大于 180/100 毫米汞柱,平时需要持续吸氧者。

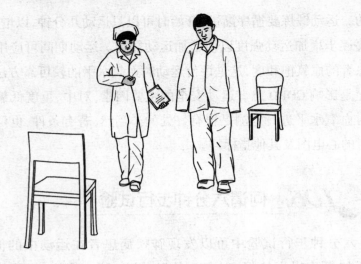